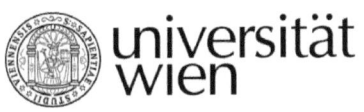

# Diplomarbeit

TITEL DER DIPLOMARBEIT

## Die Rolle des Herzkatheterpflegepersonals für die Anxiolyse der Patienten vor perkutanen vaskulären Eingriffen

Verfasser

Emin DZAKIC

Angestrebter akademischer Grad

Magister der Philosophie (Mag. Phil.)

Wien, am 20. Dezember 2010

| | |
|---|---|
| Studienkennzahl lt. Studienblatt: | A057/122 |
| Studienrichtung lt. Studienblatt: | Pflegewissenschaften |
| Betreuerin: | Univ. Prof. Dr. Irene Lang |

# INHALT

ABSTRACT ................................................................. 5

## 1. EINLEITUNG ........................................................ 7

1.1. Problem der Patientenangst vor der Herzkatheteruntersuchung ............... 9

1.2. Erkenntnisinteresse der Pflege im Herzkatheterlabor ............... 10

1.3. Forschungsfragen der Pflege im Herzkatheterlabor ............... 11

1.4. Ziel der Arbeit ............... 11

1.5. Methoden der Datenerhebung und Implementierung der Pflegeinterventionen im Herzkatheterlabor ............... 11

1.6. Fallzahlkalkulation ............... 12

## 2. THEORIEBEZUG (Technische und personelle Voraussetzungen) ......... 14

2.1. Forschungsstand aus pflegewissenschaftlicher Perspektive ............... 14

2.1.1. Panikstörung- und Zigarettenrauchverhalten ............... 16

2.1.2. Die Rolle der Bewältigung der Angst und Depression auf ACS ............... 17

2.1.3. Depressionen mit Zornangriffen und Beeinflussung der kardiovaskulären Risikofaktoren ............... 17

2.1.4. Die Lebenszeit mit Depression ist mit der koronare Herzkrankheit bei den älteren Menschen verbunden: Resultate der nationalen epidemiologischen Untersuchung auf Alkohol und anderer Einflüssen auf KHK ............... 18

2.1.5. Angst und Wohlbefinden der erstmaligen und wiederholenden koronaren Angioplastiepatienten ............... 19

2.1.6. Psychologische Faktoren, die kardiologische Bedingungen beeinflussen ............... 20

2.1.7. Beweise von neurokognitiven Auswirkungen bei Bypass-, Transplantationschirurgischen- oder perkutanen transluminalen Interventionspatienten: Beweis der Beeinträchtigung vor Eingriffen im Vergleich mit normalen Kontrollen ............... 21

2.1.8. Angst steigert die schädliche Wirkung von depressiven Symptomen auf den Gesundheitszustand nach perkutaner Koronarintervention ............... 22

2.1.9. Die hohe Prävalenz von mehreren psychiatrischen Störungen stabiler ambulanter Patienten mit einer koronaren Herzkrankheit ............... 23

2.1.10. Mehrere Quellen psychosozialer Nachteile und das Risiko von koronaren Herzerkrankungen ............... 24

2.1.11. Symptome von Angst und Depression bei Patienten mit stabiler koronarer Herzkrankheit: prognostischer Wert und die Berücksichtigung der pathogenetischen Verbindungen ............... 25

2.1.12. Vorhandensein von Depression und Angst vor und nach koronaren Bypass-Operationen und ihre Bezugnahme zum Alter ............... 27

2.1.13. Soziale Hemmungen modulieren die Wirkung von negativen Emotionen auf die kardiale Prognose nach perkutanen koronaren Interventionen bei einer Drug-eluting-Stent-Ära ............... 28

2.2. Beschreibung der Herzkreislauferkrankungen die im Herzkatheterlabor behandelt werden ............... 29

   2.2.1. Akuter Herzinfarkt ............... 29

   2.2.2. Herzrhythmusstörungen ............... 30

      2.2.2.1. Tachykardie ............... 31

      2.2.2.2. Bradykardie ............... 31

      2.2.2.3. Vorhofflimmern ............... 32

      2.2.2.4. Kammerflimmern ............... 32

   2.2.3. KHK (Koronare Herzkrankheit) ............... 34

      2.2.3.1. PTCA ............... 35

   2.2.4. Herzfehler (Vitien) ............... 39

      2.2.4.1. Aortenstenose ............... 40

      2.2.4.2. Pulmonalstenose ............... 40

      2.2.4.3. Vorhofseptumdefekt (ASD) ............... 40

      2.2.4.4. Kammerseptumdefekt (VSD) ............... 41

2.2.4.5. Offener Ductus arteriosus botalli .............. 41

2.2.4.6. Mitralstenose .............. 41

2.2.4.7. Mitralinsuffizienz .............. 42

2.2.4.8. Aortenstenose (erworben) .............. 42

2.2.4.9. Aorteninsuffizienz .............. 42

2.2.5. Kontraindikation der Herzkatheterisierung, Risiken und Komplikationen ....... 43

2.2.5.1. Risiken einer Herzkatheteruntersuchung .............. 44

2.2.5.2. Komplikationen einer Herzkatheteruntersuchung .............. 45

2.3. Organisationsstruktur des Herzkatheterlabors, Setting und Gruppendynamik der Pflege .............. 46

2.3.1. Strahlenschutz .............. 49

2.3.2. Vor dem Eingriff und nach dem Eingriff .............. 51

2.3.2.1. Vor dem Eingriff .............. 51

2.3.2.2. Nach dem Eingriff .............. 52

# 3. PFLEGEPROZESS IM HERZKATHETERLABOR (Pflegedokumentation, Eigenverantwortlicher und Mitverantwortlicher Bereich, Angst der Patienten als Problem und Pflegediagnose) .............. 54

3.1. Patientensetting mit Genderaspekt, Stand der Wissenschaft bezogen auf das Phänomen Angst .............. 57

3.1.1. Patientensetting mit Genderaspekt .............. 58

3.1.2. Das Phänomen Angst und seine Bedeutung für den Patienten im Herzkatheterlabor .............. 60

3.1.3. Theoretischer Kontext des STAI-Angst-Models .............. 62

3.1.3.1. Kognitive Angsttheorien nach STAI .............. 63

3.1.3.2. Patientenbezogene Pflegeziele anhand der Pflegediagnose Angst ........... 67

3.1.3.3. Das STAI zur Erfassung von Angst als Zustand und Angst als Eigenschaft bezogen auf die Pflegediagnose Angst .............. 68

3.1.3.4. Konzeption des STAI .............. 68

3.1.3.5. Auswertung der Studie ............................................................................. 69

3.1.3.6. Zeitpunkt der Unterfertigung des STAI bzw. TRAI-Fragebogens ............... 73

**4. ERGEBNISSE DER STAI-STUDIE ................................................................. 75**

4.1. Statistische Kennwerte ............................................................................. 75

4.2. Diskussion der Ergebnisse ....................................................................... 86

**5. SCHLUSSFOLGERUNGEN ............................................................................ 93**

5.1. Bedeutung für die klinische Praxis und Möglichkeit dauerhafter Implementierung im pflegerischen Handeln ..................................................... 94

**6. LITERATURVERZEICHNIS ............................................................................ 97**

**7. Anhang 1: Einwilligung der Ethikkommission ........................................... 100**

7.1. Anhang 2: Einwilligung der Teilnahme an der Studie ............................. 103

7.2. Anhang 3: State und Trait Fragebogen ................................................... 107

7.3. Anhang 4: Pflegedokumentation ............................................................. 110

7.4. Anhang 5: Zusammenfassung ................................................................ 113

7.5. Anhang 6: Lebenslauf ............................................................................. 116

Herstellung und Verlag:
BoD - Books on Demand, Norderstedt
ISBN 978-3-7431-2699-2

# ABSTRACT

The coronary arteries supply the heart muscle with blood. When a bottleneck (coronary stenosis) accrues coronary angiography is necessary. Percutaneous coronary intervention is, according to the international treatment recommendations the standard treatment for acute myocardial infarction.

PROBLEM AND QUESTION

I am a nurse and cardio logical assistant at the Vienna General Hospital. I have practice in being the patient's first contact on entry into the catheterization laboratory, because the medical team is busy at this stage with medical aspects and details. Heart catheter patients, whether hardly knowledgeable or very well informed, have fears. Fears such as; getting undressed, pain, blood test results, reverse, the indefinites (contrast agent, drugs, medical jargon) and death. As the heart is medically significant and symbolic for life, soul and vital control, raising fears are indeed understandable. For example: if "anyone" stabs with "something" through the body into one's heart. The big problem in HK, is that most patients are very much afraid of the heart catheter. This affected the whole course of treatment in a negative way.
The question is, whether additional nursing interventions reduces the patient anxiety, or even disbands it.

METHOD AND SAMPLE

Many patients therefore want to hold your hand during the puncture of the groin, which in turn means standing in the field of X-rays and it also makes an in-service (materials procurement or gas provision) impossible. However, the confrontation with the problem of the patient's anxiety is incorporated. Therefore it is my wish to draft this work, enabling measurement of the value of devotion. This also includes the administration of sedatives, supporting the slowdown of the patients' fear, as fear is a psychosocial variable predictor for the further course of disease. The applied research method has a quantitative character, with a total of 186 patients, who were interviewed through a questionnaire. This questionnaire is from the validated instrument of the STAI inventory. 186 patients constituted the experimental group, the control group of 39 patients received no special attention.

RESULTS

Measurements of recognized anxiety questionnaires were adapted from the state of nursing science. In the field of extreme responses "not at all" and "very" a significant result of 17% or 12% was achieved. In the area of *Stanine* values, there was a low distortion of 4,30% and 3,23%. There are relevant results for practice, because the proposed unusual care interventions can significantly reduce the patients' anxiety.

DISCUSSION AND RELEVANCE TO CLINICAL PRACTICE

One research question is, whether nurses can reduce the anxiety of the patient or even remove anxiety altogether through targeted well-prepared nursing interventions. Another research question is, whether a reduced or averted patient anxiety helps reducing the workload of the nursing staff or relieve nursing by less additional activities such as wet wipes, knee rolls, arm rests, listening to music, let the water flow, etc., or by administration of anxiolytic drops and analgesic infusions. Objective of my work is the description of the cardiac catheterization and the situation in the cardiac catheterization laboratory, the chronology of events and evaluating the care - and control groups using the questionnaire and the nursing documentation. A detailed analysis of the nursing diagnosis *anxiety* is needed to win any nursing intervention and to analyze the aspects of care models of self-care deficits to D. Orem, which is used throughout the KAV – there is a maintenance process and it is lived. (BURNS, 2005)

KEY WORDS: nursing interventions, questionnaires, anxiety, knee rolls, urinary catheter, wet wipes, soothing persuasion, nursing rounds, arm rest, full explanation

# 1. EINLEITUNG

Herz–Kreislauf-Erkrankungen gehören zu den häufigsten Todesursachen in Industrieländern und haben eine enorme klinische, epidemiologische und volkswirtschaftliche Bedeutung.[1] Die Herzkranzgefäße (Koronararterien) versorgen den Herzmuskel mit Blut. Wenn eine Engstelle entsteht, spricht man von einer Koronarstenose (Koronarengstelle). Die Herzkatheteruntersuchung oder Koronarangiographie ist der „Goldstandard" der heute üblichen Untersuchungsverfahren in der Diagnostik einer Koronarstenose.[2] Entsprechend der letzten internationalen Behandlungsempfehlungen ist die perkutane Koronarintervention die Standardtherapie des akuten Herzinfarkts.

Ich bin in einem Labor des Wiener AKH als DGKP und als kardiologischer Assistent tätig. Die meisten Patienten haben Angst vor der Herzkatheteruntersuchung. Wir Pflegenden sind die ersten Ansprechpartner und Kontaktpersonen der Patienten, wenn sie in das Katheterlabor transportiert werden. In dieser Phase ist das ärztliche Personal mit medizinischen Aspekten und Details beschäftigt. Ich habe mich in meiner Diplomarbeit nicht nur theoretisch mit dem Thema „Patientenangst vor der perkutanen Intervention" auseinandergesetzt, sondern auch eine Studie durchgeführt.

Im ersten Teil der Diplomarbeit beschreibe ich die Ursachen, die zur Angst vor der Untersuchung führen. Dazu gehört die Beschreibung der Organisation des Labors bzw. das allgemeine Umfeld mit mehreren Berufsgruppen auf engstem Raum, vernetzt durch die spezifischen interdisziplinären Zusammenarbeiten. Weiteres beschreibe ich einige Untersuchungsmethoden, mögliche Komplikationen und Risiken während der Herzkatheteruntersuchung und z.B. auch die Kommunikation mit dem stationären Bereich.

Im zweiten Teil der Diplomarbeit habe ich den zeitlichen Ablauf der Patientenangst beschrieben, in Relation zum Ablauf der Untersuchung.

---

[1] vgl. E. Haus, S. Gross, H.V. Grimminger, Innere Medizin für die Pflegeberufe, S. 45

[2] vgl. E. Haus, S. Gross, H.V. Grimminger, Innere Medizin für die Pflegeberufe, S. 45

Im dritten und experimentellen Teil meiner Arbeit habe ich einige Patienten mit besonderer Zuwendung betreut, oder nach einem standardisierten Pflegeprotokoll das keine besondere Zuwendung beinhaltet, durch die Untersuchung begleitet. Die Ergebnisse dieser beiden Strategien konnte ich mit Hilfe eines Fragebogens, den die Patienten nach der Untersuchung ausfüllten, vergleichen.

Man kann annehmen, dass die Mehrzahl der Patienten große Angst vor der geplanten Herzkatheteruntersuchung hat, selbst wenn sie einige Male davor angiographiert wurden[3] und grundsätzlich die Behandlung kennen. Meine Hypothese ist, dass Pflegepersonen zusätzliche Pflegeinterventionen vornehmen können, welche die Patientenängste wesentlich mindern, oder gar ausschließen, was gleichzeitig außer positiven und bedeutenden Effekten für die Patienten selbst, auch eine gewisse Entlastung für den Pflegenden impliziert. (Es ist wirklich nicht möglich, immer wieder während der Punktion der Leistenbeuge dem Patienten die „Hand zu halten", weil man gleichzeitig viele andere patientenbezogene, nicht aufschiebbare Pflegetätigkeiten ausüben muss).

Im praktischen Teil meiner Diplomarbeit nahm ich nach dem Zufallsprinzip immer wieder einen Herzkatheterraum als Experimentalraum (im AKH gibt es nämlich vier Herzkatheter Räume). In diesem Experimentalraum kümmerte sich das Pflegepersonal über einen gewissen Zeitraum besonders um die Patienten, und setzte unübliche zusätzliche Maßnahmen ein, die möglicherweise helfen könnten, die Ängste der Patienten vor der Herzkatheteruntersuchung zu reduzieren. Ob diese Maßnahmen gewirkt haben, konnte durch einen Fragebogen eruiert werden. Diese Fragebögen sollten möglichst viele Patienten ausfüllen. Falls sich Patienten signifikant weniger fürchten werden, kann meine Diplomarbeit eine ganz konkrete Anwendung finden, indem ich gewisse Pflegemaßnahmen, die bedeutend zur optimalen Anxiolyse der Patienten im Herzkatheterlabor beitragen, empfehlen kann.

Bei der umfassenden Literaturrecherche stellte ich fest, dass fast in allen Bereichen des klinischen Alltags das Phänomen der Patientenangst aus pflegewissenschaftlicher Perspektive umfassend beschrieben und erforscht ist, jedoch nicht ausreichend, wenn es sich um die pflegerische Assistenz im Rahmen der interventionellen Kardio-

---

[3] vgl. Autenrieth, G., Invasive Diagnostik in der Kardiologie, S. 31

logie handelt. Die erforschten und empfohlenen Pflegeinterventionen, die Patientenängste in einem Herzkatheterlabor auffangen und vermutlich mindern, tragen möglicherweise dazu bei, die Qualität der Patientenbetreuung und -versorgung zu steigern (auch im Rahmen der angesetzten ISO – Zertifizierung im KAV) und die berufliche Belastung der im Herzkatheterlabor tätigen Pflegepersonen zu mindern.

## 1.1. Problem der Patientenangst vor der Herzkatheteruntersuchung

Das Phänomen der Angst ist die bedeutende Pflegediagnose, die ich als theoretische Grundlage der NANDA–Taxonomie entnehme.[4] (Wir Angehörige des KAV[5] pflegen nach wie vor Anhand der Pflegediagnosen der NANDA–Taxonomie unter Berücksichtigung des Selbstpflegedefizit–Pflegemodels nach Dorothea Orem)[6]. Angst ist „ein vages, unsicheres Gefühl, dessen Ursache diesem Patienten oft unklar und/oder unbekannt ist".[7] Todesangst ist „die Furcht, Sorge oder Angst vor dem Sterbeprozess oder dem Tod."[8] Diese beiden Definitionen der Angst treffen bei den Herzkatheterpatienten zu, ob es sich nun um nicht ausreichend aufgeklärte Patienten handelt (erste Definition) oder um sehr gut informierte Patienten (die letztere Definition). Obwohl die NANDA–Taxonomie etliche Kritikpunkte „verdient"[9], nicht zuletzt weil es sich um eine bloße Übersetzung handelt, und weil wir Pflegende in Europa ein ganz anderes Pflegeverständnis haben und anders pflegen als unsere KollegInnen aus „Übersee", kann ich für meine Diplomarbeit der NANDA viel abgewinnen. Diese Angst vor der Herzkatheteruntersuchung lässt sich hypothetisch unterteilen in:

- Angst vor dem Entkleiden,
- Angst vor dem Schmerz,

---

[4] NANDA: *North-American-Nursing-Diagnosis-Association* (Stefan, H./Allmer, F., Praxis der Pflegediagnosen, S. 7)

[5] KAV: Krankenanstaltenverbund

[6] vgl. Internet: www.oegkv.at/uploads/media/sommerbauer.pdf, von 02.01.08 um 03:34

[7] Stefan H., Allmer F. et al., Praxis der Pflegediagnosen, S. 573

[8] Stefan H., Allmer F. et al., Praxis der Pflegediagnosen, S. 578

[9] vgl. VO und SE Schrems B., Der Prozess des Diagnostizierens in der Pflege I und II

- Angst vor dem Blut bzw. verbluten,
- Angst vor dem Untersuchungsergebnis,
- Angst vor dem Revers (schriftliche Erklärung über die eigene Person ohne Unterstützung eines Angehörigen),
- Angst vor dem Unbekannten (Kontrastmittel, Medikamente, Medizinjargon, etc.),
- Angst vor dem Tod.

Das Herz ist nicht nur medizinisch bedeutsam, sondern auch ein Symbol für Leben, Seele und zentraler Steuerung. Die Vorstellung, dass „irgendjemand" mit „irgendetwas" durch das Körperinnere durchdringt und am Herzen „arbeitet", kann keinesfalls angenehm sein.

## 1.2. Erkenntnisinteresse der Pflege im Herzkatheterlabor

Ich persönlich rede für mein Leben gerne mit den Patienten, jedoch bin ich kein guter „Händchenhalter". Viele Patienten möchten, dass man sie zumindest während der Punktion der Leistenbeuge an der Hand hält, viele meiner KollegInnen machen das gut, jedoch müssen sie in dem Bereich stehen, wo sie der Röntgenstrahlung am meisten ausgesetzt sind und können zudem keinen Bei-Dienst leisten. Das bedeutet: Material besorgen oder Gasbestimmungen durchführen. Das bewegt mich unter anderem auch dazu, mich mit dem Problem der Patientenangst auseinanderzusetzen und darüber eine Arbeit zu schreiben, damit man auch den Wert der Zuwendung messen kann.

Ich weiß, dass unsere Bemühungen durch Medikamente, die vor der Untersuchung als Beruhigungsmittel gegeben werden, unterstützt werden können. Ich habe den von den Patienten benötigten Verbrauch an Psychopax Tropfen (ein Benzodiazepin-Derivat) während meiner Untersuchung dokumentiert.

## 1.3. Forschungsfragen der Pflege im Herzkatheterlabor

Die Forschungsfrage ist, ob wir Pflegende durch gezielte, gut durchdachte und gut vorbereitete Pflegeinterventionen die Angst der Patienten mindern oder gar nehmen können. Eine weitere Forschungsfrage, die ich untersuchen wollte ist, ob eine verminderte oder abgewehrte Patientenangst hilft, die Arbeitsbelastung des Pflegepersonals zu reduzieren bzw. die Pflege im Herzkatheterlabor durch weniger Zusatztätigkeiten zu entlasten, z.B. feuchten Tüchern, Knierollen, Armstützen, Harnkathetern, Musikuntermalung, Wasser fließen lassen etc., oder durch die Verabreichung von medizinischen Maßnahmen wie anxiolytischen Tropfen und schmerzstillenden Infusionen.

## 1.4. Ziel der Arbeit

Die Ziele meiner Arbeit sind folgende:

1) Beschreibung der Herzkatheteruntersuchung und der Situation im Herzkatheterlabor,

2) Beschreibung der zeitlichen Abfolge der Ereignisse,

3) Vergleich der Pflegegruppe (Patienten, die von mir betreut werden) anhand des Fragebogens und meiner Pflegedokumentation.

## 1.5. Methoden der Datenerhebung und Implementierung der Pflegeinterventionen im Herzkatheterlabor

„Die Geschichte der Pflege zeigt, dass Wissen in der Vergangenheit basierend auf Traditionen, Autorität, Entlehnung, Versuch und Irrtum, persönlichen Erfahrungen,

Rollenbildung, Intuition und Argumentation erworben wurde." [10] Meine Absicht ist es, so wenig wie möglich diese Strategie anzuwenden. Ich will Pflegeinterventionen aus dem wissenschaftlich fundierten Wissen definieren und umsetzen. Ich gebe dem *quantitativen Forschungsansatz* den Vorzug, weil bereits genügend Wissen zu meinem Thema vorhanden ist, und ich mich nicht in Neuland begebe.[11] Die Datenerhebung führe ich durch die deskriptive Methode mittels schriftlicher Befragung mit standardisierten Fragebögen durch.[12] Es ergeben sich zwei Fragebögen: Ein Fragebogen vor dem Eingriff zur Ermittlung des Ist–Zustandes, obwohl der eigentlich bekannt ist. Ein zweiter Fragebogen wird nach dem Eingriff ausgefüllt. Die Versuchsgruppe füllt beide Fragebögen aus. Das Ausmaß präinterventioneller Angst ist die *abhängige* Variable und die geplanten zusätzlichen Pflegeinterventionen stellen die *unabhängige* Variable dar. Die Pflegepersonen, die bei der Versuchsgruppe gearbeitet haben, füllen nach der Intervention einen speziell für sie entwickelten Fragebogen aus. In dieser Untersuchung ist die Arbeitsbelastung des Pflegepersonals die abhängige Variable und die zusätzlichen Pflegeinterventionen die unabhängige Variable. An dieser Stelle gerate ich in eine Kontroverse die ich lösen muss, denn die Auswirkungen der unabhängigen Variable sind möglicherweise bei der Patientenangst positiv, jedoch bei der Arbeitsbelastung des Pflegepersonals negativ. Es ist anzunehmen, dass zusätzliche Interventionen mehr Arbeitsaufwand bedeuten, und somit auch mehr Belastung für das Pflegepersonal.

## 1.6. Fallzahlkalkulation

Meine Studie lief fast zwei Jahre. Es ergab sich ein *Sample* von etwa 186 Patienten. Die Patienten, die im Experimentalherzkatheterraum behandelt werden sind mir aufgrund der Herzkatheterlabor Organisation schon am Behandlungsvortag bekannt, daher kann ich sie kaum als randomisiert betrachten. Der Patient ist in diesem Fall selbst seine Kontrolle. Somit wird in meiner Studie das quasiexperimentelle Design

---

[10] Burns, N., Grove, S.K., Pflegeforschung verstehen und anwenden, S.18

[11] vgl. Mayer, H., Pflegeforschung, S. 55

[12] vgl. Mayer, H., Pflegeforschung, S. 56

angewendet.[13] Die ethische Fragestellung ist unbedingt zu diskutieren, obwohl ich die Zustimmung der Ethikkommission erhalten habe. Denn ich habe selbstverständlich von jedem Teilnehmer der Versuchsgruppe eine schriftliche Zustimmung geholt. Jeder Patient hat die Möglichkeit die Teilnahme zu beenden ohne Angabe von Gründen. Die Fragebögen sind absolut anonym, weil ich keine Namen und soziodemographische Daten erhebe. Die Risiken sind minimal, denn keine Pflegeintervention ist auf körperliche Handlungen ausgerichtet, es darf nichts verabreicht werden. (Psychopax Tropfen sind nach Anordnung des Arztes zu verabreichen.)

---

[13] vgl. Mayer, H., Pflegeforschung, S. 70

## 2. THEORIEBEZUG (Technische und personelle Voraussetzungen)

Die NANDA-Taxonomie bietet mir die erste Wahl im theoretischen Bezug auf meine Arbeit. In erster Linie ist es notwendig, die Pflegediagnose *Angst* bis ins Detail zu analysieren, da ich hier Kenntnisse über mögliche Pflegeinterventionen für den praktischen Teil meiner Arbeit gewinnen kann. Wie bereits erwähnt, wird im KAV die NANDA-Taxonomie angewendet. Einen weiteren Aspekt wollte ich in diesem Zusammenhang analysieren, nämlich das Pflegemodel des Selbstfürsorgedefizits nach Dorothea Orem, welches genug Kritikpunkte verdient, das jedoch als Pflegemodel im AKH und gesamten KAV Anwendung findet. An dieser Stelle wäre es wichtig zumindest ansatzweise zu diskutieren, in wieweit im Herzkatheterlabor der Pflegeprozess gelebt wird, und ob es diesen bei uns überhaupt gibt. Trotz kontroversen „wissenschaftlichen" Diskursen mit meinen KollegInnen zu diesem Thema, bin ich der Meinung, dass es immer einen Prozess gibt, und alle Handlungen einen Prozess durchlaufen. Im eigenverantwortlichen Bereich (siehe Anhang) haben wir im Herzkatheterlabor sieben Pflegediagnosen. Als theoretischen Hintergrund möchte ich die Pflegediagnosen kurz erläutern und diese in Zusammenhang mit der Pflegediagnose *Angst* bringen. Der praktische Teil meiner Arbeit ist nur dann möglich, wenn ich Kenntnisse über Forschung bzw. Pflegeforschungsarbeit habe. Die Elemente und das Basiswissen dazu bietet mir das Buch „Pflegeforschung" von Univ. Prof. Dr. H. Mayer (Facultas, Wien, 1999), bzw. „Pflegeforschung – Aus der Praxis für die Praxis", Bänder 1 und 3 (Fakultas, Wien, 2000 und 2002, Mayer H., Kühne - Ponesch, S.)

### 2.1. Forschungsstand aus pflegewissenschaftlicher Perspektive

Pflegedokumentation des Herzkatheterlabors beinhaltet im eigenverantwortlichen Bereich standardisierte Pflegediagnose 9.3.1. nach der NANDA-Taxonomie *Angst*, die durch eine Angstskala von der Pflegeperson zu beurteilen ist.

Ein wichtiger Effekt der Patientenangstbekämpfung im Herzkatheterlabor ist die Verminderung des nachweisbaren Einflusses der Angst auf das Erleben des Eingriffs und der Krankheitsbewältigung; denn Angst als psychosoziale Variable stellt sogar einen Prädiktor für den weiteren Krankheitsverlauf dar.[14] Dies wurde sehr ausführlich durch verschiedene empirische Arbeiten im Buch „Psychosoziale Aspekte der Herzkatheteruntersuchung, Koronarangiographie und – angioplastie (PTCA)" von Lazanowski, C., Jordan, J., VAS Verlag, 2003 beschrieben. Dieses Buch nehme ich als theoretische Grundlage meiner Forschung der Patientenangst. Die Rolle des Pflegepersonals ist in diesem Werk nicht beschrieben. Die Publikation beinhaltet Darstellungen aus medizinischer Perspektive. Gleichermaßen wurden psychosoziale Aspekte der Angst vor der Herzkatheteruntersuchung in der Lektüre „Innere Medizin" von Classen, M., Diehl, V., Kochsiek, K., Urban & Fischer Verlag, 2004 benannt, und zum Teil ausführlich beschrieben, jedoch ohne Bezug zum Gegenstand der Pflegewissenschaft. Nach weiterer Literaturrecherche stellte ich fest, dass im Sinne des EBN[15] die Bücher und Fachzeitschriften als erste Literaturquelle dieses sehr spezifische Thema nicht ausreichend behandeln. Bankier hat sich in ihrer Studie von 2004 „The High Prevalence of Multiple Psychiatric Disorders in Stable Outpatients With Coronary Heart Disease" (BANKIER, 2008) mit den Patienten des Massachusetts General Hospital beschäftigt, und die psychiatrische Komorbidität bei stabiler KHK[16] dokumentiert. In dieser Studie bestätigt sich meine Annahme, dass sich die Patienten vor dem Herzkatheterlabor nicht erst dann fürchten, wenn sie ins Herzkatheterlabor gelangen, sondern bevor sie überhaupt in den Bereich kommen, wie z.B. schon zu Hause. Ergebnisse und Methode der Studie „Integrative noetic therapies as adjuncts to percutaneous intervention during unstable coronary syndromes: Monitoring and Actualization of Noetic Training feasibility pilot" (KRUCOFF, 2007) aus dem American Heart Journal von 2001 kommen meinem Vorhaben am nächsten; denn *Noetic* – nicht pharmakologische Therapie hat die Angst und den Schmerz des Patienten während der Herzkatheteruntersuchung signifikant reduziert. Es wurde als Messinstrument ein Fragebogen angewendet, um zu evaluieren, ob *Noetic* nützt. Im Allgemeinem entspricht diese Studie meiner geplanten Studie, jedoch mit einem wesentlichen Unterschied: *Noetic* und Fragebogen wurden von den Medizinern entwickelt.

---

[14] vgl. http://portal.uni-freiburg.de/psychokardio/erg/band11 am 22.12.2007 um 15:43

[15] Evidence Based Nursing

[16] KHK: Koronare Herzkrankheit

„Noetic" wird in meiner Studie Pflegeinterventionen darstellen, bereits erprobte und wissenschaftlich fundierte und anerkannte Angstfragebögen werden vom Stand der Pflegewissenschaft adaptiert. In der prospektiven Studie „Symptoms of anxiety and depression in patients with stable coronary heart disease: prognostic value and consideration of pathogenetic links" von 2007[17] wird unter anderem untersucht und beschrieben auf welche Art und Weise sich die Angst herzkranker Patienten vor einem Eingriff äußern kann: nicht nur verbal und nonverbal, sondern auch durch Gestik, Mimik, kalten oder warmen Schweiß, Ausscheidung, usw. Es existieren weitere Studien, die zu meinem Thema bedeutend beitragen (siehe Literaturverzeichnis) und dessen Ergebnisse ich in folgenden Zeilen ausführlicher erörtere.

### 2.1.1. Panikstörung- und Zigarettenrauchverhalten

Es wurde von *Bankier, B. et al.* an der Abteilung der Sozialpsychiatrie und Forschung, Universität Wien in folgender Studie der Zusammenhang zwischen Rauchverhalten und Panikstörung der Patienten untersucht.

Das Rauchen ist als Risikofaktor für Panikstörung und als beitragender Faktor zu erhöhten kardiovaskulärem Risiko bei Panikstörungspatienten besprochen worden. Rauchende Gewohnheiten und ihre Verbindung mit Panikstörungen wurden in einer Probe an 102 panikgestörten Patienten studiert. Für weibliche und männliche Patienten war die Rate der Raucher und der Ex-Raucher im Wesentlichen höher als in der breiten Bevölkerung. Jedoch hatte eine überraschend hohe Anzahl an Patienten, das Zigarettenrauchen aufgrund ihrer Panikstörung verringern oder beenden können, obgleich sie nur einen kleinen Nutzen hinsichtlich der Paniksymptome erfuhren. Wir stellen fest, dass der Beweggrund für ändernde Rauchgewohnheiten in der Bevölkerung erhöht vorhanden ist und von den Therapeuten in Erwägung gezogen werden sollte.

---

[17] vgl. European Journal of Cardiovascular Prevention and Rehabilitation, 2007, Vol. 14, Nr. 4

## 2.1.2. Die Rolle der Bewältigung der Angst und Depression auf ACS

*Di Benedetto, M. et al.* hatte an der Schule der Verhaltens- und Sozialwissenschaften und der Menschlichkeit, Universität von Ballarat, Provinz Helen, Australien, die Konstellation zwischen Angst, Depression und ACS untersucht.

Depressive Symptome sind allgemein und können die Prognose der akuten koronaren Syndromen (ACS) beeinflussen. Diese Studie überprüfte die psychologischen Faktoren, Bewältigung, Angst und Stress, die von Depression nach ACS hervorgerufen werden können. Psychologische Variable wurden in 15 Frauen und in 66 Männern festgesetzt (M = 57 Jahre, Sd = 12). Wiederholte Messungen bei 2, 12 und 24 Wochen ACS stellten Depression, Angst, Stress und Bewältigung anhand der Kardio-Depressionsskala, dem Beck Depressionsverzeichnis-II, dem Zustand-Merkmal-Angst-Verzeichnis, einer anerkannten Stress- und Bewältigungsskala fest. Depression, Angst und Stress blieben in der deprimierten Gruppe die gesamte Zeit hoch. Bewältigungsergebnisse bei einem 2 Wochen ACS sagten Depressionsergebnisse bei 24 Wochen ACS voraus. Es scheint, dass die Eigenschaft Angst und Bewältigung mit den deprimierenden Symptomen der ACS zusammenhängen.

## 2.1.3. Depressionen mit Zornangriffen und Beeinflussung der kardiovaskulären Risikofaktoren

*Bankier, B. et al.* nahm an dem Depression Forschungsprogramm, Massachusetts-Allgemeinkrankenhaus, Harvard-Medizinische Fakultät, USA teil.

ZIELSETZUNG: Depression und Zorn war separat mit kardiovaskulären Risikofaktoren verbunden. Es wurde nachgeforscht, ob Depressionen (MDD) und begleitenden Zornangriffen mit kardiovaskulären Risikofaktoren verbunden sind.

METHODE: Gemessen wurde Serumcholesterin, Glykämie, Blutdruck und Rauchparameter an 333 (52.9% Frauen) nicht psychotischen MDD, ambulanten Patienten in einem Durchschnittsalter von 39.4 Jahren. MDD wurde mit der strukturierten klinischen Befragung (SCID) in Übereinstimmung mit dem Diagnostik- und Statistik-

Handbuch von Geistesstörungen, die die 3. Ausgabe bestimmt, verbessert (DSM-III-R). Das Vorhandensein der Zornangriffe wurde mit dem Massachusetts-Allgemeinkrankenhaus-Zorn-Angriffs-Fragebogen erstellt.

RESULTATE: In einer logistischen Regressionsanalyse waren Zornangriffe unabhängig mit Cholesterinniveaus > verbunden; oder = 200 mg/dl (Vorteilsverhältnis [ODER], 2.16; 95% Konfidenzintervall [Ci], 1.18-3.94) und Jahre des rauchenden Patienten > 11 (ODER, 2.59; 95% CI, 1.32-5.04).

ZUSAMMENFASSUNG: MDD mit Zornangriffen war erheblich mit erhöhten Cholesterinniveaus und Jahren des Rauchens verbunden.

## 2.1.4. Die Lebenszeit mit Depression ist mit der koronare Herzkrankheit bei den älteren Menschen verbunden: Resultate der nationalen epidemiologischen Untersuchung auf Alkohol und anderer Einflüssen auf KHK

*Herbst, S. et al.* hatte eine umfassende Studie an der Abteilung der Psychiatrie, Universität der medizinischen Fakultät Connecticut, Farmington, USA durchgeführt.

ZIELSETZUNG: Die Untersuchung der Verbindung zwischen Stimmung und Angststörungen und koronarer Herzkrankheiten (CHD) in einer nationalen Repräsentativprobe älterer Menschen.

METHODEN: Daten der nationalen epidemiologischen Untersuchung auf Alkohol und die in Verbindung stehenden Bedingungen wurden mit 10.573 Erwachsene > analysiert; oder = Alter 60 Jahre.

RESULTATE: Insgesamt 13.30% von älteren Erwachsenen berichteten über CHD Diagnosen. (Vorteilsverhältnis - ODER = 1.04), krankhafte Korpulenz (ODER = 1.60), Bluthochdruck (ODER = 2.29), Lebenszeitnikotinabhängigkeit (ODER = 1.41) und Lebenszeitdrogenkonsumstörungen (ODER = 2.19) standen mit CHD erheblich in Verbindung. Frauen (ODER = 0.73) im Verhältnis zu Männer und Lebenszeit, die Sozialtrinker (ODER = 0.71) mit Alkoholabstinenzlern, verringerte die Vorteile von CHD. Nach der Kontrolle dieser Eigenschaften, war das Vorhandensein einer hauptsächlich deprimierenden Lebenszeit erheblich und mit erhöhtem Risiko von CHD (ODER = 2.05) verbunden, aber die festgesetzten Lebenszeitangststörungen nicht. Die Verbindung zwischen Lebenszeitstimmungsstörungen und CHD war für beide Geschlechter ähnlich und sonderte mehrfache deprimierende Episoden bei gleichem Risiko von CHD aus.

ZUSAMMENFASSUNG: Diese Daten zeigen, dass eine hauptsächlich deprimierende Periode während der Lebenszeit das Risiko von CHD in den älteren Erwachsenen erhöht.

## 2.1.5. Angst und Wohlbefinden der erstmaligen und wiederholenden koronaren Angioplastiepatienten

Es wurde von Lenzen, MJ. Et.al. an der Kardiologieabteilung, Thoraxcenter, ERASMUS Lux, Dr. Molewaterplein 40, 3015 GD Rotterdam, die Niederlande Angst und Wohlbefinden Herzkatheterpatienten untersucht.

EINLEITUNG: Es handelt sich um Informationen, bevor ein Invasionsverfahren positive Effekte hat (z.B. Genesung, Wohlbefinden und Angst). Bei der Vorbereitung der Patienten bei einem Wiederholungsverfahren wird jedoch kaum nachgeforscht. Die Frage ist, ob diese Patienten von den gleichen im Vorfeld vorbereiteter Informationen profitieren.

ZIELE: Festzustellen, ob es Unterschiede in Angst und Wohl zwischen den Patienten gibt, die ihrer ersten perkutanen transluminalen koronaren Angioplastie (PTCA) unterziehen, und denen die eine PTCA wiederholen.

ENTWURF: Beschreibende korrelative Studie mit einem quantitativen und qualitativen Forschungsbestandteil.

METHODE: Erstmalige PTCA Patienten (n=46) und Re-PTCA Patienten (n=40) wurden gebeten, drei psychologisch selbsteinschätzende Fragebögen (HADS, HPPQ und VAS) vor dem Verfahren auszufüllen. Fünf Re-PTCA Patienten wurden am Tag nach dem Verfahren interviewt.

RESULTATE: Es ist nicht gelungen, bedeutende statistische Unterschiede zwischen den beiden Gruppen auszuwerten. Auf Re-PTCA Angstskalen zählten die Patienten 6.5 (HADS) und 4.0 (VAS) im Vergleich zu 5.0 (P=0.25) und 2.6 (P=0.30) für erstmalige PTCA Patienten. Beim Wohl (HPPQ) waren diese Unterschiede 18.0 zu 19.0 (P=0.40). Einmal wurden durch kodierte Interviewdaten vier Themen offensichtlich, nämlich *rückläufige Symptome, Informationen, Erfahrung* und *zukünftige Aussichten*.

ZUSAMMENFASSUNG: Eine Tendenz zeigt in Richtung eines schlechteren Zustandes der Re-PTCA Gruppe in Bezug auf Angst und Wohlbefinden, jedoch sind die Unterschiede nicht statistisch bedeutend. Sie scheinen klinisch relevant zu sein. Die Interviews heben hervor, dass die Rückkehr von Symptomen und zukünftiger Aussichten, eher als das Verfahren selbst, ein wichtiger Teil beim Vorbereiten für eine Wiederholungsintervention ist. Dieser Aspekt ist im Moment kein Teil der zur Verfügung gestellten vorbereitenden Informationen. Zukünftige Forschung muss die vorteilhafteste Methode des Vorbereitens dieser Patienten (z.B. die Vorbereitung, die emotionale Unterstützung trainieren) feststellen.

### 2.1.6. Psychologische Faktoren, die kardiologische Bedingungen beeinflussen

Psychologische Faktoren, die kardiologische Bedingungen beeinflussen, wurden von *Rafanelli, C. et al.* an der Psychologie Abteilung, Universität von Bologna, Italien in folgender Studie beschrieben.

Es gibt eindeutige Daten, die ein starkes Verhältnis zwischen kardiovaskulären Krankheiten und psychologischen Bedingungen stützen. Jedoch sind die Kriterien für wissenschaftliche Gültigkeitserklärungen der Menschen zu Zeit zusammengefasst unter der DSM-IV Kategorie von psychologischen Faktoren, die eine medizinische Kondition beeinflussen und offenbar nie aufgezählt wurden, da psychologische Symptome und persönliche Eigenschaften nicht traditionelle psychiatrische Kriterien erfüllen und nicht gut definiert sind; außerdem ist es schwierig, diese Formationsglieder der Bedrängnisse zu messen, und es gibt immer die Notwendigkeit eines klinischen Urteils. In den letzten Jahren hat psychosomatische Forschung zunehmend die Aufmerksamkeit auf diese klinischen und methodologischen Ausgaben gerichtet.

Psychosoziale Variablen, die von der psychosomatischen Forschung abgeleitet wurden, sind dann in Betriebswerkzeuge, wie Diagnosekriterien für psychosomatische Forschung übersetzt worden. Eine Demoralisierung, reizbare Stimmung und asoziales Verhalten werden häufig bei Herzpatienten ermittelt. Die gemeinsame Verwendung von DSM-IV Kriterien und Diagnosekriterien der psychosomatischen Forschung identifizieren dann psychologische Faktoren, die den kardiologischen Zustand zu beeinflussen scheinen. Es bleibt die Notwendigkeit, die Behandlung der klinischen und sub-syndromalen psychologischen Bedingungen weiter nachzuforschen, die Lebensqualität zu verbessern und das Risiko der Morbidität bei diesen Patienten zu verringern.

**2.1.7. Beweise von neurokognitiven Auswirkungen bei Bypass-, Transplantationschirurgischen- oder perkutanen transluminalen Interventionspatienten: Beweis der Beeinträchtigung vor Eingriffen im Vergleich mit normalen Kontrollen**

HINTERGRUND: Ein kognitives Defizit ist bei einem signifikanten Anteil der Patienten aufgetreten, die sich einer Koronarbypassoperation (CABG) unterziehen, aber in welchem Umfang dieses Defizit präexistentiell oder mit der kognitiven Abnahme dieser Patienten in Verbindung steht, bleibt unzureichend definiert.[18]

METHODEN: Nachdem Patienten ausgeschlossen wurden, die Gehirnfunktionsstörungen hatten (z.B. hepatische Funktionsstörung, Herzinfarkt), wurde eine Gruppe Patienten, die für eine perkutane koronare Intervention (PCI) oder CABG (n = 82) vorbereitet wurde im Vergleich mit einer zusammengestellten Alters- und Ausbildungsgruppe, die keinen klinischen Beweis des Koronararterienleidens hatte (n = 41), genommen. Diese Personen absolvierten eine Reihe neurokognitiver und emotionaler Prüfungen.

RESULTATE: Testergebnis für 5 von 14 verschiedenen Messungen der PCI Personen waren verglichen erheblich größer als die der anderen Gruppe. Von den Herzerkrankten zeigten 20% klinische Beeinträchtigung (Testergebnis > oder = 1 Sd

---

[18] Rosengart, TK. Et al., Evanston nordwestliche Gesundheitspflege, Illinois, USA

schlechter als Gruppenmitte für normative Standards) in 6 von 14 Tests, verglichen mit 10% der Kontrollen. Bei klinischen Standards wurden 46% von Herzerkrankten beeinträchtigt, (erzielten 1 Sd oder mehr unterhalb der Gruppenmitte), verglichen mit 29% der Kontrollen der neuropsychologischen Gruppe. Durch diesen Gruppendurchschnitt der Herzerkrankten konnten 3.06 +/- 2.6 Treffer in den Tests dargestellt werden, bei den Beeinträchtigten konnten 2.0 +/- 2.35 Treffer in den Tests erzielt werden. Der Kontrollgruppenvergleich ergab (p = 0.01).

ZUSAMMENFASSUNG: Es wurden ausschließlich Patienten, die am hohen Risiko für Gehirnfunktionsstörung leiden und kognitive Beeinträchtigungen vorweisen, gefunden, die aber eine Interventionstherapie benötigen. Die Grundlinienbeeinträchtigung muss betrachtet werden, wenn man Resultate nach Eingriffen auswertet.

### 2.1.8. Angst steigert die schädliche Wirkung von depressiven Symptomen auf den Gesundheitszustand nach perkutaner Koronarintervention

ZIEL: Es wurde untersucht, ob Angst eine ansteigende Auswirkung auf die depressiven Symptome der Patienten hatte, die sich einer perkutanen Koronarintervention (PCI) unterzogen.[19]

METHODEN: Eine Reihe von PCI-Patienten (n = 692), die bei der Repamycin-Stent Bewertung im Kardiologie Krankenhaus Rotterdam teilnahmen, vervollständigten die klinische Angst- und Depressionsmaßskala nach 6 Monaten und die Kurzfassung der Gesundheitsbefragung (SF-36) 6 und 12 Monate nach der PCI.

ERGEBNISSE: Von 692 Patienten hatten 471 (68,1%) keine Symptome von Angst oder Depression, 62 (9,0%) waren nur in Angst, 59 (8,5%) hatten nur depressive Symptome und 100 (14,5%) hatten gleichzeitig auftretende Symptome. Es ergab sich eine insgesamt deutlichere Verbesserung des Gesundheitszustandes zwischen 6 und 12 Monate nach der PCI (P <.001), der Interaktionseffekt der psychischen Symptome während dieser Zeit war ebenfalls signifikant (p =. 003). Generell berichteten

---

[19] Pedersen, SS. et al., Abteilung für Kardiologie, Thoraxcenter, Erasmus Medical Center Rotterdam, NL

die Patienten mit gleichzeitig auftretenden Symptomen über einen deutlich schlechteren Gesundheitszustandes im Vergleich zu den anderen drei Gruppen (Ps <.001). Patienten mit gleichzeitig auftretenden Symptomen waren zudem einem höheren Risiko der Beeinträchtigung ihres Gesundheitszustand ausgesetzt, nämlich auf sechs der acht Teilbereiche des SF-36, verglichen mit den anderen drei Gruppen und deren Symptome bei konstantem Baseline-Charakteristika und dem Gesundheitszustand nach 6 Monaten.

FAZIT: Patienten mit gleichzeitig auftretenden Symptomen von Angst und Depression berichteten über einen schlechteren Gesundheitszustand, als im Vergleich die nur ängstlichen oder depressiven Patienten und die Patienten die keine Symptome zeigten, dass die Angst einen signifikanten Einflusswert auf depressive Symptome hat, bei der Ermittlung von PCI-Patienten mit einem erhöht gefährdeten Gesundheitsrisikozustand, die in einer Drug-eluting Stent-Ära-Behandlung sind.

### 2.1.9. Die hohe Prävalenz von mehreren psychiatrischen Störungen stabiler ambulanter Patienten mit einer koronaren Herzkrankheit

ZIEL: Es häufen sich Hinweise auf eine hohe Prävalenz von komorbiden psychiatrischen Störungen bei Patienten mit koronarer Herzkrankheiten (KHK). Allerdings erfassen die meisten dieser Studien eine psychiatrische Störung oder eine Reihe von psychischen Symptomen bei akut erkrankten Patienten mit KHK.[20]

Bis heute wurde keine systematische und umfassende psychiatrische Diagnostik in einer repräsentativen Stichprobe von stabilen KHK ambulant durchgeführt.

METHODEN: Es wurden in der Studie 100 stabile KHK ambulante Patienten der Kardiologie Ambulanz am Massachusetts General Hospital berücksichtigt. Es wurden

---

[20] Bankier, B. et al, Behavioral Medicine Abteilung Präventive Kardiologie, Universitätsklinik für Psychiatrie, Masachusetts General Hospital und der Harvard Medical School, 50 Staniford Street, Suite 401, Boston, MA 02114, USA

psychiatrische Diagnosen mit Hilfe des klinischen Interviews der „Diagnostic and Statistical Manual of Mental Disorders", 4. Auflage (Achsen IV) ergründet.

ERGEBNISSE: Es wurden häufige komorbide Diagnosen festgestellt, darunter auch größere depressive Einzel-Vergangenheitsepisoden (29%), gegenwärtige Arhythmie (15%), rezidivierende Hauptdepressionen mit aktuellen depressiven Episoden (31%), derzeitiger Alkoholmissbrauch (19%), posttraumatische Belastungsstörung (29%), momentane, generelle Angststörung (24%), akute Esssuchtstörung (10%) und derzeitige, primäre Insomnie (13%). Der Durchschnitt der klinischen psychiatrischen Erkrankungen pro Proband lag bei 1,7.

FAZIT: Die Ergebnisse legen eine hohe Prävalenz von komorbiden psychiatrischen Störungen nahe, sowie ein breites Spektrum von psychischen Störungen in stabilen, ambulanten KHK Patienten. Allerdings sind größere epidemiologische Studien erforderlich, um die tatsächliche Prävalenz dieser Erkrankungen bei KHK Patienten zu bestimmen.

## 2.1.10. Mehrere Quellen psychosozialer Nachteile und das Risiko von koronaren Herzerkrankungen

ZIELE: Zur Untersuchung von psychosozialen Nachteilen im Zusammenhang mit der Gefahr einer koronaren Herzkrankheit (KHK). Es wurde vermutet, dass ein verstärkter Zusammenhang von psychosozialen Nachteilen, und ein erhöhtes Risiko für KHK in einer monotonen Weise bestehen. Während soziale und psychologische Nachteile mit einem erhöhten Risiko für KHK assoziiert werden, sind Indikatoren für psychosoziale Nachteile traditionell einzeln in Beziehung zu KHK untersucht worden.[21] Allerdings neigen mehrere Quellen zum Auftreten psychosozialer Nachteile.

---

[21] Thurston, RC. et al, Klinik für Psychiatrie, University of Pittsburgh School of Medicine, 3811 O'Hara Street, Pittsburgh, PA 15217, USA

METHODEN: Hypothesen wurden mittels Daten aus dem „First National Health and Nutrition"-Gutachten und deren Verlaufsuntersuchungsstudien (n = 6.913) ermittelt. Indikatoren für psychosoziale Benachteiligungen (Bildung, Einkommen, Beschäftigung, Alleinerziehende, Familienstand, depressive und ängstliche Symptome) und Kovariablen wurden abgeleitet vom Grundausgangswert der Befragten, und Aufzeichnungen von CHD-Vorfällen aus dem Krankenhaus (Sterbeurkunden wurden über 22 Jahre gesammelt). Hypothesen wurden mittels Cox-Proportional-Hazards-Modellen erstellt.

ERGEBNISSE: Die Ergebnisse zeigten, dass ein verstärktes Auftreten von psychosozialen Nachteilen das KHK-Risiko erhöht. Bezogen auf keinen Mangel, ein Indikator für psychosoziale Benachteiligung (relatives Risiko RR = 1,28; 95% Konfidenzintervall - CI = 1,10 bis 1,48), zwei bis drei Indikatoren für psychosozialen Nachteil (RR = 1,56; 95% CI = 1,33- 1,84), und vier oder mehr Indikatoren für psychosozialen Nachteil (RR = 2.63, 95% CI = 2,01-3,44) waren mit einem erhöhten Risiko von KHK Vorfall verbunden. Ergebnisse beharrten auf Kovariablen angepasste Modelle. Es wurde eine signifikante Wechselwirkung des Geschlechts beobachtet, sodass das gleichzeitige Auftreten von psychosozialen Risikofaktoren und seine Assoziation mit KHK die Vorfälle stärker bei Frauen als bei Männern auftreten lassen.

FAZIT: Die Ergebnisse zeigen auftretende psychosoziale Risikofaktoren in Beziehung zu KHK.

### 2.1.11. Symptome von Angst und Depression bei Patienten mit stabiler koronarer Herzkrankheit: prognostischer Wert und die Berücksichtigung der pathogenetischen Verbindungen

HINTERGRUND: Man untersuchte die Assoziation der Symptome von Angst und Depression mit tödlichen und nicht tödlichen Herzkreislauferkrankungen bei Patienten mit koronarer Herzkrankheit und unter Berücksichtigung mehrerer potentieller pathogenetischen Verbindungen.[22]

DESIGN: Eine prospektive Kohortenstudie.

METHODEN: In dieser Studie, die koronare herzerkrankte Patienten einschließt, die sich einem stationären Rehabilitationsprogramm unterziehen, wurden Symptome von Angst und Depression mit der Hospital Anxiety and Depression Scale (HADS) bewertet. Tödliche und nicht tödliche Herzkreislauferkrankungen wurden während einer dreijährigen Nachbeobachtung ermittelt.

ERGEBNISSE: Von den 1052 Patienten mit KHK zeigten 16,1% grenzwertige und bei 8,3% offensichtliche Angstsymptome, während 11,8 und 5,9% grenzwertige und depressive Symptome zeigten. Während der dreijährigen Nachbeobachtung wurden tödliche und nicht tödliche kardiovaskuläre Erkrankungen in 73 (6,9%) Patienten beobachtet. Nach Anpassung kovariater Patienten, manifestierten Angstsymptome eine statistisch signifikante Risiko Ratio (HR) von 2,32 [95% Zuversicht-Intervall (CI) 1,14-4,74] bei einer kardiovaskulären Erkrankung, und Patienten mit depressiven Symptomen hatten ein HR von 1,47 ( 95% CI 0,62-3,51) verglichen mit anderen Patienten. In einem Modell, das Angst und depressive Symptome berücksichtigte, stieg gleichzeitig die Risiko Ratio für eine kardiovaskuläre Erkrankung mit Angstsymptomen auf 3,31 (95% CI 1,32-8,27), während die Risiko Ratio mit depressiven Symptomen sich verringert (HR 0,62; 95% CI 0,20-1,87). Man fand eine positive Assoziation von erhöhter Angst mit dem Body Mass Index und systolischen Blutdruck.

FAZIT: Die Studie deutet auf eine wichtige Rolle im Besonderen für Symptome von Angst für die langfristige Prognose von Patienten mit bekannter koronarer Herzkrankheiten. Ferner können mehrere pathogenetische Verbindungen teilweise das erhöhte Risiko erklären.

---

[22] Rothenbacher, D. et al., Abteilung Klinische Epidemiologie und Altersforschung, Deutsches Krebsforschungszentrum, Heidelberg, Deutschland

## 2.1.12. Vorhandensein von Depression und Angst vor und nach koronaren Bypass-Operationen und ihre Bezugnahme zum Alter

HINTERGRUND: Die wissenschaftliche Literatur über Depression und Angst bei Patienten mit koronarer Herzkrankheit (KHK) berichtet konsequent Daten von erhöhter Angst und Depression, deuten auf klinisch relevante Mengen dieser psychopathologischen Befunde. Depression gilt als ein Risikofaktor für die Entwicklung der KHK und verschlechtert das Ergebnis einer kardiologischen Rehabilitation Das Ziel unserer Studie war es, die Anwesenheit von klinisch relevanten Ängsten und Depressionen bei Patienten vor und nach koronaren Bypass-Operation (CABG) zu bewerten. Wegen der zunehmenden Zahl älterer CABG-OP Patienten, hat man auch einen Bezug zum Alter ausgewertet.[23]

METHODEN: Einhundert und zweiundvierzig konsekutive CABG Patienten in dem Krankenhaus wurden gebeten, das "Hospital Anxiety and Depression Scale - Deutsche Version (HADS)" auszufüllen, um Depression und Angst zwei Tage vor und zehn Tage nach der CABG Operation zu ermitteln. Die Unterschiede zwischen diesen Prä- und Post-operativen Ergebnissen wurden dann errechnet, und die Höhe der erhöhten Werte begutachtet. Um die Beziehung zwischen Alter, der Angst und Depression zu untersuchen, wurden jeweils Spearman Korrelationen zwischen Alter und der unterschiedlichen Punktzahl berechnet. Darüber hinaus wurde das Verfahren ANOVA mit dem Faktor "Alter" und den McNemar Tests berechnet. Daher wurde die Stichprobe in vier gleich große Altersgruppen aufgeteilt.

ERGEBNISSE: 25,8% der Patienten waren vor der Operation klinisch depressiv und 17,5% nach der Operation; 34,0% der Patienten waren vor der Operation klinisch ängstlich und 24,7% nach der Operation. Diese allgemeine Änderung ist nicht signifikant. Man fand eine signifikante negative Korrelation zwischen dem Alter und dem Unterschied zwischen den beiden Zeitpunkten für Angst (Spearman rho = -. 218; p = 0,03), nicht aber für Depression (Spearman rho = -. 128; p = 0,21). ANOVA und McNemar-Tests zeigten, dass die Angst Score und die Zahl der Patienten hoch in

---

[23] Weyers, P. et al, Abteilung für Herz-Thorax-Chirurgie, Universität Würzburg, Deutschland

Angst war und nur in der jüngsten Patientengruppe statistisch aussagekräftig zurückging. Ein solcher Zusammenhang konnte für Depressionen nicht gefunden werden.

FAZIT: Diese Daten zeigen einen Zusammenhang zwischen Alter und Angst. Jüngere Patienten haben mehr Angst vor einer Bypass-Operation als ältere, und zeigen einen Rückgang der Symptome, während bei älteren Patienten kaum eine Veränderung auftritt.

## 2.1.13. Soziale Hemmungen modulieren die Wirkung von negativen Emotionen auf die kardiale Prognose nach perkutanen koronaren Interventionen bei einer Drug-eluting-Stent-Ära

ZIELE: Negative Emotionen haben einen negativen Effekt auf die kardiale Prognose. Es wurde untersucht, ob soziale Hemmungen (Introvertiertes soziales Verhalten) die Wirkung von negativen Emotionen auf das klinische Ergebnis nach perkutaner koronarer Intervention (PCI) beeinflussen.[24]

METHODEN UND ERGEBNISSE: Stichprobenartig ausgewählte 875 Patienten aus dem Forschungsregister (Erasmus Medical Center, Rotterdam) schließen, laut einer sozialen Hemmungsskala 6 Monate nach der PCI, mit Depression, Angst und negativer Emotionen ab. Als Resultat nach einer neunmonatigen Beurteilung traten hauptsächlich negative herzkranke Ereignisse auf (Myokardinfarkt, koronare Bypass Operation oder PCI). Es waren 100 MACE; die Patienten hatten eine sehr hohe Negativität und ihre Hemmungen waren ein erhöhtes Risiko für MACE (38/254 = 15%), verglichen mit Patienten mit hoher Negativität / geringe Hemmungen (13/136 = 10%, P = 0,018). Depression (p = 0,23) oder Angst (p = 0,63) konnte nicht diese dämpfende Wirkung der Hemmungen erklären. Hohe Negativität / hohe Hemmungen (HR = 1,92, 95% CI 1,22-3,01, p = 0,005) und frühere CABG (HR = 1,90, 95% CI 1,04-3,47, p = 0,038) waren unabhängige Prädikatoren für MACE. Patienten mit

---

[24] Pedersen, SS. et al., Medizinische Psychologie, Institut für Psychologie und Gesundheit, Universität Tilburg, PO Box 90153, 5000 LE Tilburg, Niederlande

hoher Negativität aber mit geringen Hemmungen hatten kein erhöhtes Risiko (P = 0,76). Hohe Negativität / hohe Hemmungen, unabhängig voneinander, sagten den Tod / MI (n = 20) als einen spezifischeren Endpunkt (HR = 5.85, P = 0,001) vorher.

FAZIT: Die Wirkung von introvertiertem Verhalten, Hemmungen und negativen Emotionen ist beträchtlicher, als negative Emotionen per se, und prognostizierten ein schlechtes klinisches Ergebnis nach der PCI. Soziale Hemmungen dürfen keinesfalls bei der Beeinflussung koronarer Situationen bzw. Krankheitsverläufen übersehen werden.

## 2.2. Beschreibung der Herzkreislauferkrankungen die im Herzkatheterlabor behandelt werden

Um sich ein besseres Überblick über den technischen und personellen Voraussetzungen im Herzkatheterlabor zu verschaffen, ist es vor allem notwendig zu wissen, welche Herzkreislauferkrankungen überhaupt im HK behandelt werden. Daher habe ich in ganz kürzen Zügen wichtigste Krankheiten in folgenden Kapiteln erörtert.

### 2.2.1. Akuter Herzinfarkt

Die Koronarien bzw. die Koronargefäße als organische Struktur dienen ausschließlich zur Versorgung der Herzmuskeln mit Blut. Bei anhaltender Unterversorgung oder völliger Unterbrechung seiner Blutversorgung kommt es zur Nekrose oder Gewebsuntergangs eines umschriebenen Herzmuskelbezirkes. Der Herzinfarkt ist in der Regel eine Komplikation der koronaren Herzkrankheit. Leitsymptom des Herzinfarktes ist der heftige und lange anhaltende Brustschmerz. Die häufigste Todesursache beim Herzinfarkt ist das Kammerflimmern. (HAUS, 1999)

Die Behandlung von akuten Herzinfarkten durch Eröffnung der verschlossenen Herzkranzgefäßen (sog. Revaskularisation) hat oberste Priorität im Herzkatheterlabor. Es stellt eine Akutsituation dar, in der sich der Patient in unmittelbarer Lebensgefahr befindet, somit die Behandlung sofort erfolgen muss, und allen anderen Tätigkeiten im Herzkatheterlabor vorgezogen wird. Dies hat zur Folge, dass das geplante Programm des jeweiligen Tages umgeschrieben werden muss sodass oft nicht alle geplante Patienten zur Behandlung kommen. Die Patienten werden im stationären Bereich informiert, dass Sie aufgrund einiger akuten Fällen auf den nächsten Tag verschoben werden, was ohnehin die vorhandene Angst verstärkt. Die verlängerten Wartezeiten auf die Behandlung zwingen Patienten nachdenklich zu sein, und sich länger Gedanken über den geplanten Eingriff zu machen, was durch fehlende Aufklärung in dieser Zeit Angstzustände fördert. In dieser Wartezeit stehen sie allein da, weil sie das Aufklärungsgespräch mit dem Arzt und die Einwilligung des Eingriffes durch die unterschriebene Einverständniserklärung (sog. Revers) als einmalige Tätigkeit schon längst hinter sich haben.

Die Behandlung des akuten Herzinfarktes bedeutet für das Personal aller beteiligten Berufsgruppen erhöhte Alarmbereitschaft, schnelles Handeln und Denken, erfahrenes und routiniertes Hantieren mit komplexer Kathetertechnik und somit stellt es eine enorme physische und psychische Belastung dar. Es werden alle Kräfte mobilisiert um kein Patientenleben verlieren zu müssen. Ich empfinde, dass im interpersonellen Bereich alle ein gemeinsames Leitbild in unserem Berufsalltag haben, in dem wir behaupten, Träger der größten und wichtigsten Verantwortung zu sein, nämlich das Leben der Menschen zu retten. Ein Fahrzeughersteller, ein Brückenbauer, ein Architekt oder ein Lebensmittelproduzent ist ferner und in indirekter Weise womöglich für die Leben der Menschen auch verantwortlich, nur nicht annähernd in dieser Art und Weise wie wir. Wir tragen unsere Verantwortung direkt und gleich, und befreien die Menschen aus der Lebensgefahr. In dieser Hinsicht bildet sich automatisch eine große Portion Empathie in jedem von uns, sodass wir unser Bestes für die Behandlung unserer Patienten geben.

### 2.2.2. Herzrhythmusstörungen

Herzrhythmusstörungen gehören zu der speziellen Gruppe der Herzkreislauferkrankungen und werden von sogenannten Rhythmologen im Herzkatheterlabor behandelt. Rhythmologen sind Fachärzte aus der Kardiologie, die sich zusätzlich für komplexe Kathetertechnik zur Behandlung von Herzrhythmusstörungen spezialisiert haben. In unserem Labor wurden sie in zwei Gruppen unterteilt, jede Gruppe besteht aus zwei bis drei Ärzten. Obwohl sie gleiche Herzrhythmusstörungen behandeln, haben sie sich entschieden, unterschiedliche Behandlungsmethoden anzuwenden. Diese Behandlungsmethoden sind im Grunde nicht unterschiedlich, weil man die gleiche Kathetertechnik auf eine relativ differenzierte Art und Weise verwendet. Diese Methoden sind aus der Sicht des Pflegepersonals unterschiedlich. Es ist eine relativ zusätzliche Belastung für das Pflegepersonal, sich konzentriert und fehlerfrei an diese zwei Gruppen anzupassen. Bei einer Gruppe werden die Patienten in Vollnarkose behandelt, wobei das Pflegepersonal maßgeblich für die Narkose verantwortlich ist. Bei der anderen Gruppe sind die Patienten während der Behandlung grundsätzlich wach. Die häufigsten Erkrankungen des Herzrhythmus sind Tachykardie und Bradykardie sowie Vorhof- und Kammerflimmern.

### 2.2.2.1. Tachykardie

Physiologisch betrachtet, beträgt bei einem gesunden Menschen der Rhythmus des Herzens 70 Schläge pro Minute. Das nennt man Herzfrequenz. Die Erhöhung der Herzfrequenz auf über 100/Min nennt sich Tachykardie. Bei gesunden Menschen tritt Tachykardie physiologisch bei Aufregung und körperlicher Belastung auf, soll aber nicht in Ruhe auftreten. Wenn das Herz im Ruhezustand bei einem Patienten auf über 100/Min schlägt, dann muss dieser Patient mit der Verabreichung von Betablockern, Ca–Antagonisten und Sedativa behandelt werden. (HAUS, 1999)

### 2.2.2.2. Bradykardie

Im Gegenteil zur Bradykardie ist bei dieser Erkrankung eine Erniedrigung der Herzfrequenz auf unter 50/Min spezifisch. Nur professionelle Sportler (sog. Sportlerherz) können eine Frequenz unter 40/Min. vorweisen. Bei gesunden Menschen, die keine professionellen Sportler sind, jedoch kontinuierlich bradykard sind, kann man behaupten, dass sie an einer Koronarinsuffizienz, Myokarditis oder Ikterus erkranken. Dann müssen sie auch zum Beispiel mit Digitalis und Betablockern therapiert werden.

### 2.2.2.3. Vorhofflimmern

Vorhofflimmern ist eine der häufigsten Herzrhythmusstörungen die durch feines Zittern der Vorhofmuskulatur gekennzeichnet ist. In der Regel entsteht Vorhofflimmern aufgrund einer organischen Grunderkrankung wie z.B. KHK (Koronare Herzkrankheit). Einer der Hauptkomplikationen des Vorhofflimmerns ist die Neigung zur Thrombenbildung im linken Herzen bzw. oft zu peripheren Embolien in Extremitäten und Gehirn. Um diese Thrombenbildung zu verhindern, schreiben die Ärzte eine Verabreichung des Medikaments Markoumar vor. Dieses Medikament verhindert Blutgerinnung, daher ist für behandelnde Ärzte im Herzkathetherlabor und für das Pflegepersonal erhöhte Vorsicht notwendig, um die mögliche Blutung des Patienten am Behandlungstisch zu verhindern. Es sind sowohl intrakorporale als auch extrakorporale (durch den Stichkanal) Blutungen möglich. Markoumar muss im stationären Bereich vor der geplanten Behandlung im Herzkatheterlabor grundsätzlich abgesetzt werden (HAUS, 1999).

### 2.2.2.4. Kammerflimmern

Das Kammerflimmern ist die gefährlichste Herzrhythmusstörung weil sie praktisch einem Herz-Kreislauf-Stillstand entspricht, und sofortige Reanimation erfordert. Da es sich bei Kammerflimmern um eine völlig asynchrone ungeordnete Tätigkeit der einzelnen Herzmuskelfasern handelt, ist dadurch eine wirksame Pumpleistung des Herzens nicht möglich. Es kommt zum Herz-Kreislauf-Stillstand des Patienten. Das ist eine Akutsituation wie beim akuten Herzinfarkt, wo alle Berufsgruppen, alle möglichen Kräfte einsetzen müssen, um den Patienten erfolgreich reanimieren zu können.

Nach einer zumeist erfolgreichen Reanimation, wo ich maßgeblich beteiligt war, habe ich mich aus unerklärlichen Gründen an meine Ausbildungszeit erinnert. Meine Krankenpflegeausbildung in Wien schrieb 600 Praktikumsstunden in Pflegeheimen vor, sodass ich in verschiedenen Pflegeheimen der Stadt Wien alte Menschen gepflegt habe. Ich musste diesen alten Menschen Medikamente aufbereiten und verabreichen und in der jeweiligen Krankengeschichte vermerken. Da stand stets ein Kürzel „DNR" ärztlich vorgeschrieben, welches bedeutete „Do not reanimate", das ist fast ein Standard in Pflegeheimen gewesen und ich bereue es, dass ich diese vorgeschriebene „Therapie" nie hinterfragt habe. Es dürfte sein, dass die alten Menschen selbst dies wünschten oder dies war im Einvernehmen mit Angehörigen vereinbart worden. Die Angehörigen mussten als Sachwalter fungieren, weil leider viele alte Menschen schon unter Demenz bzw. Alzheimer leiden. Ich habe jedoch bei den Ärzten bzw. beim leistenden Pflegepersonal nie hinterfragt, warum ein DNR nötig sei, weil ich persönlich fest davon überzeugt bin, dass kein Mensch egal in welchem Alter, sterben will. Wahrscheinlich wünscht sich ein Mensch bei außergewöhnlichen psychischen Zuständen zu sterben und manche beenden das eigene Leben eigenhändig, doch prinzipiell will auch ein über Neunzigjähriger genauso wie ein Neunzehnjähriger weiterleben. Im Herzkatheterlabor wird aber keine Rücksicht auf das Alter der Patienten genommen. Unsere ethische und moralische Einstellung schreibt einen Grundsatz, welcher für alle Patienten gleich gilt, vor: Nach bestem Wissen und Gewissen das Herz zu behandeln und zu therapieren, und Menschenleben zu bewahren. Vielleicht ist die Einstellung zu diesem Thema umgebungsspezifisch und vollkommen vom jeweiligen Kontext abhängig. Herzkatheterlabor ist eine High-Tech-Anlage und gehört zu einer Akut- bzw. Intensivabteilung. Das Pflegeheim bedeutet für unsere moderne Gesellschaft die letzte Station eines Menschenlebens. Ein ungeschriebenes Gesetz besagt, dass man ins Pflegeheim kommt, um zu sterben. Ein Mensch wird dort gepflegt und ernährt während man auf sein Ableben wartet, daher steht stets in der Krankengeschichte DNR. Wenn wir kein DNR haben, werden wir durch Reanimation dieses Warten verlängern, dabei sind Pflegeheimplätze rar und der Pensionsfond stöhnt. Dies ist nicht das Thema dieser Diplomarbeit, jedoch ist es ein wichtiger Aspekt, den ich nicht auslassen will, weil das mit dem Kernthema meiner Analysen zu tun hat. Womit ich mich beschäftige, ist die Patientenangst die allgegenwärtig und allgemein ist. Jeder hat Angst. Angst ist ein ganz wichtiger Parameter für alle Lebewesen. Wenn ein neunzigjähriger Pflegeheimbewohner Angst vor dem Sterben hat, und mit sonstigen Ängsten lebt, muss man sich vorstellen, welche Angst die Menschen haben, die herzkrank sind; vor allem vor der bevorstehenden Behandlung, wenn man sich vorstellt, dass irgendwer mit irgendwelchen Instrumentarien am Herzen „herumfuchtelt".

### 2.2.3. KHK (Koronare Herzkrankheit)

In Industrieländern ist die koronare Herzkrankheit eine Erkrankung mit enormer klinischer, epidemiologischer und volkswirtschaftlicher Bedeutung. KHK ist bereits in Deutschland an zweiter Stelle der Todesursachen, wobei Männer fünfmal häufiger als Frauen betroffen sind. KHK stellt eine Einengung der Herzkranzgefäße durch abnorme Ablagerungen von Fetten, Bindegewebe oder Kalk in der Gefäßwand dar. Dies hat eine verminderte Blut- und Sauerstoffzufuhr zum Herzmuskel zur Folge und damit einen erhöhten Sauerstoffbedarf, aber gleichzeitig ein vermindertes Sauerstoffangebot im Herzmuskel (sog. Ischämie). Dieser Zustand verursacht Komplikationen wie Angina pectoris, Herzinsuffizienz, akuten Herzinfarkt und plötzlichen Herztod. Die wichtigsten Risikofaktoren die zur Entstehung einer KHK beitragen sind: (HAUS, 1999)

1) Hypertonie (Erhöhung des Blutdrucks),

2) Hypercholesterinämie (Fettstoffwechselstörungen),

3) Nikotinabusus (Zigarettenabhängigkeit),

4) Diabetes mellitus,

5) genetische Prädisposition,

6) Adipositas (Fettsucht),

7) Stress.

Die Behandlung von KHK ist der Schwerpunkt aller behandelten bzw. therapierenden Tätigkeiten im Herzkatheterlabor und wird im Rahmen einer PTCA (Percutane-

Transluminale-Koronare-Angiographie) durchgeführt. PTCA ist nichts anderes als eine Röntgenkontrastuntersuchung der Herzkranzgefäße, in der die Gefäßengstellen ausgedehnt werden und durch das Einsetzen einer Gefäßstütze (Stent-Implantation) offen gehalten werden.

### 2.2.3.1. PTCA

Die PTCA-Untersuchung gehört zu den häufigsten und wichtigsten Aufgaben des Herzkatheterlabors. Akute Herzinfarkte werden vorwiegend durch PTCA behandelt. Daher ist es notwendig, diese Untersuchung näher zu erläutern, weil das Verständnis über den Untersuchungsablauf eine bessere Erklärung der Patientenangst bietet. PTCA bedeutet direktes intrakorporales „herumlaborieren" am Herzen. Die Patienten werden im Herzkateterlabor auch bei akuten Herzinfarkten, wenn sie bei Bewusstsein sind, aufgeklärt. Auch in dieser Akutsituation, wenn geistige und körperliche Fähigkeiten dies erlauben, wird vom behandelnden Arzt versucht, sich eine Einverständniserklärung vom Patienten zu holen, und diesen über das Vorhaben der PTCA-Untersuchung zu informieren. Das ist sicherlich nicht besonders für die Minderung der Patientenangst förderlich, jedoch gesetzlich vorgeschrieben und notwendig. Der Patient hat ein Recht auf Information und diese Informationen beinhalten oft eine Wahrheit, die besagt, dass der Patient bei der PTCA-Intervention sein Leben verlieren kann. Zum Glück ist die Wahrscheinlichkeit relativ gering, jedoch ist die Wahrscheinlichkeit, dass er an einem akuten Herzinfarkt ohne PTCA-Intervention verstirbt, sehr groß. Jeder Mensch kann in diese Situation geraten und man braucht nicht viel Vorstellungskraft um zu wissen, wie soll sich jemand fühlen, der sich in akuter Lebensgefahr befindet, und seine „Retter" ihn aufklären, dass es keine Garantie gibt, ihn aus dieser Situation erfolgreich herausholen zu können. Wie viel Angst muss dieser Mensch gehabt haben?

Ich habe oft Patienten erlebt, die am Herzkathetertisch liegen und mit mir reden, weil ich ihnen die Fragen über Pflegestandards stellen muss. Diese Pflegestandards sind:

1. Infektion, hohes Risiko;

2. Schmerz, akut;

3. Kooperationsbereitschaft, fehlend (non-compliance);

4. Angst;

5. Mobilität beeinträchtigt (körperliche, an- und ausziehen, Lagerung);

6. Atemvorgang, ungenügend. (ALLMER, 2000)

Einen Moment später reagiert der Patient auf meine Fragen nicht mehr. Er war durch das Kammerflimmern bewusstlos. Man braucht ein paar Sekunden, um das mitzubekommen, ein Sekundenblick auf den EKG-Monitor und ein möglichst schneller und routinierter Einsatz des Defribrillators mit synchronem und festem Druck auf zwei Tasten. Der Stresspegel schnellt in Bruchteilen einer Sekunde nach oben und nach dem ersten Defi-Schock werfe ich wieder einen Sekundenblick auf den EKG-Monitor. Kammerflimmern weg, der Patient hat wieder Sinusrhythmus und ich kann aufatmen. Zu Hause habe ich nicht abschalten können, da ich durch meine ausgeprägte Empathie den Zustand, in dem sich dieser Mann (Patient) befand, „ausprobiert" habe. Ich schloss meine Augen, konzentrierte mich auf mein Herz wie bei einer Meditation, stellte mir bildlich mein eigenes Herz voll mit Blut vor, hörte auf zu atmen als wäre es der Moment, in dem mein Herz aufgehört hätte zu schlagen. Mein Herz schlägt nicht, mein Blut zierkuliert nicht, ich habe keine Atmung, verliere mein Bewusstsein und bin schon auf dem Weg zum Jenseits. Dieses Jenseits schaute wie ein schwarzes Loch aus, das man kosmisch auch kennt. Es gab nichts mehr, kein Leben, keine Hoffnung, keine Träume, keine Kinder, keine Familie, keine Freunde, es war alles schwarz. Nach dieser kurzen Erfahrung begann ich wieder zu atmen, nun verschwitzt und voll mit Angst. Es wurde mir bewusst, dass eines Tages auch meine Zeit kommt, wo dies keine Probe mehr sein wird. An einem Tag, zu einer bestimmten Zeit, muss ich sterben, sowie alle anderen Lebewesen die vor mir gelebt haben und die nach mir leben werden. Wieviel Angst muss ein Patient haben, der sich den eigenen Tod nicht vorstellt wie ich, sondern hautnah am Tod vorbeistreift.

Dieses Gefühl der Angst hat der Patient wahrscheinlich während der ganzen Zeit des PTCA-Procedere. Die PTCA-Behandlung kann 30 Minuten, aber genauso länger als drei Stunden dauern. Es gibt komplexe Verfahrenstechniken, die der PTCA-

Handlung unterzuordnen sind, wie z.B. High-Tech-Anlagen Stereotaxis. Vereinfacht gesagt ist Stereotaxis eine Methode, mit der man versucht, mittels riesiger, schwenkbarer Magneten (computertomographisch), eine sehr dünne Spirale durch ein verschlossenes Gefäß zu führen. Diese Behandlung kann einen ganzen Arbeitstag andauern (7 bis 8 Stunden). Wenn im Akut fall eine PTCA Behandlung länger dauert, bekommt der Patient das Gefühl, dass der Kampf um sein Leben verloren geht und fragt, warum es so lange dauert. Es ist notwendig zuzugeben, dass das gewissermaßen der Wahrheit entspricht, nur die übliche Formulierung unseres Teams lautet: Der Kampf ist noch nicht gewonnen. Die Devise heißt nie: Der Kampf ist „fast" oder „wahrscheinlich" verloren.

Die Ballondilatation (PTCA) bedeutet das Vorschieben des Führungskatheters bis zum Herzkranzgefäß, wo die Engstelle mit einem Kontrastmittel im Röntgenbild sichtbar gemacht und anschließend ein Katheter mit einem Ballon an der Spitze in den Bereich der Engstelle gebracht wird. Dort wird der Ballon mit Kontrastmittel unter Druck gefüllt und in diesem Zustand bis zu einer Minute oder auch länger belassen. Das Auf dehnen wird so oft wiederholt, bis die Engstelle genügend geweitet ist. Während der Ausdehnung empfinden die Patienten möglicherweise ein Druckgefühl in der Brust (Angina-pectoris-Beschwerden). Meistens wird anschließend eine Gefäßstütze (Stent) mit Hilfe des Ballonkatheters in das Gefäß eingeführt und durch das Füllen des Ballons in der Engstelle platziert. (Siehe Abb. 1. und 2.)

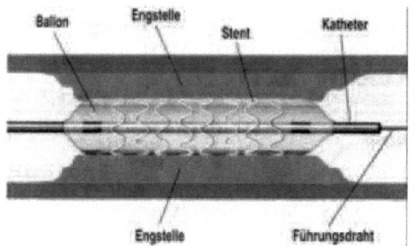 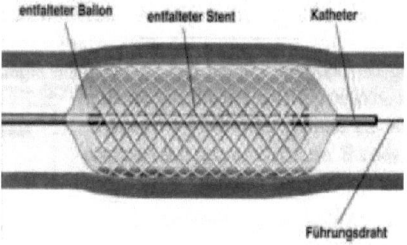

Abbildung 1. Stentballon vor Aufdehnung der Engstelle     Abbildung 2. Stentballon nach Aufdehnung der Engstelle

Er wird dort im Laufe der folgenden Wochen von einer Zellschicht der Gefäßinnenhaut (Endothel) überzogen. (AUTENRIETH, 2000)

Am Anfang der Untersuchung wird nach örtlicher Betäubung der Einstichstelle ein dünner Katheter in eine Schlagader (Arterie) unterhalb der Leistenbeuge eingeführt. Unter Röntgenkontrolle wird er bis in die linke Herzkammer vorgeschoben. Über den Katheter werden in der Hauptschlagader (Aorta) und in der linken Herzkammer die Druckverhältnisse gemessen. Anschließend wird durch den Katheter ein Kontrastmittel eingespritzt, um die linke Herzkammer im Röntgenbild sichtbar zu machen. Die Ausbreitung des Kontrastmittels im Körper kann mit einem kurzzeitigen Wärmegefühl einhergehen.

Im Anschluss daran wird durch spezielle Katheter ein Kontrastmittel direkt in die Herzkranzgefäße eingespritzt (Koronarangiographie), um eventuelle Engstellen der Herzkranzgefäße im Röntgenbild genau erkennen und bewerten zu können. (Siehe Abb. 3.) (CLASSEN, 2004)

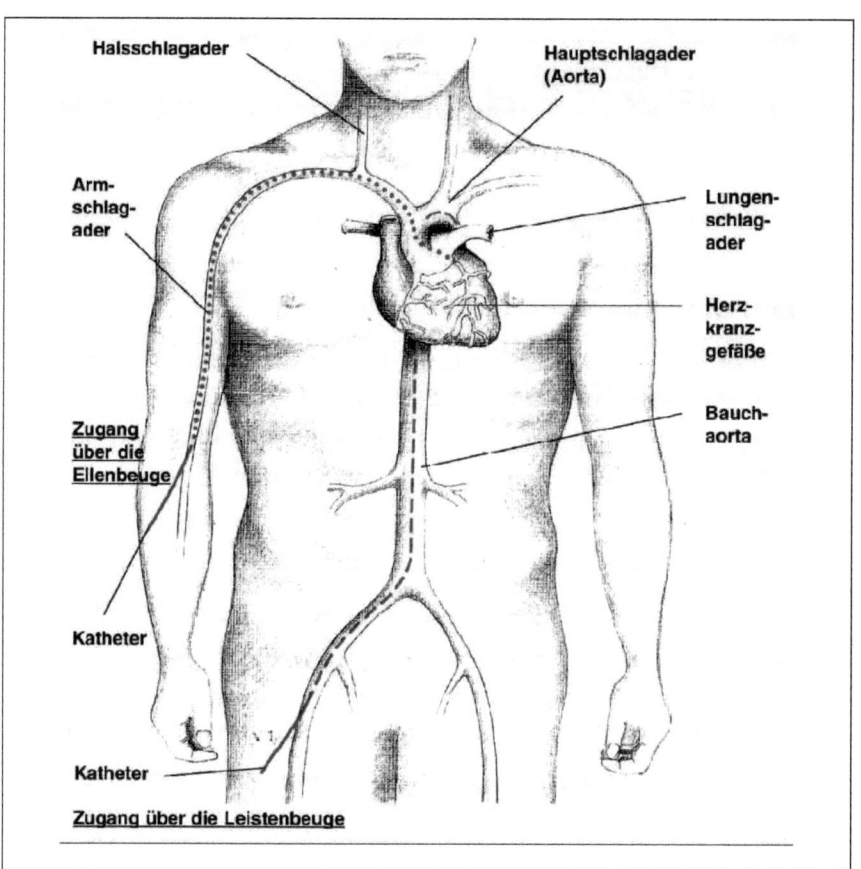

Abbildung 3. Körperkreislaufgefäße

## 2.2.4. Herzfehler (Vitien)

Die große Erkrankungsgruppe der Herzfehler kann man grundsätzlich in angeborene und erworbene Herzfehler unterteilen. Knapp 1% der Neugeborenen in Deutschland leiden an einem angeborenen Herzfehler. 80% dieser angeborenen Herzfehler sind operativ zu korrigieren. Diese Operation sollte jedoch spätestens im Vorschulalter erfolgen. Die wichtigsten Vitien die im Herzkatheterlabor behandelt werden, jedoch angeborenen Charakter haben, sind: Aortenstenose, Pulmonalstenose, Vorhofseptumdefekt, Kammerseptumdefekt und offener Ductus botalli.

### 2.2.4.1. Aortenstenose

Bei der Aortenstenose handelt es sich um eine Einengung im Bereich der Aortenklappe. Dies kann zu früher Ermüdbarkeit und Luft not führen. Aortenstenose wird mittels spezieller Ballondilatationstechnik „gesprengt", bzw. wird operativ ein Klappenersatz implantiert.

### 2.2.4.2. Pulmonalstenose

Ähnlich wie bei einer Aortenstenose handelt sich hier um eine Einengung der Pulmonalklappe. Das wichtigste Leitsymptom bei Pulmonalstenosen ist die zunehmende Atemnot bis zum Rechtsherzversagen. Diese Erkrankung wird auch durch eine Katheter-Ballondilatation (Valvuloplastik) behandelt.

### 2.2.4.3. Vorhofseptumdefekt (ASD)

Einer der häufigsten angeborenen Herzfehler ist Atriumseptumdefekt. Bei diesem Herzfehler liegt eine Öffnung in der Wand zwischen linkem und rechtem Atrium vor. Unmittelbar nach der Geburt eines jeden Menschen ist aufgrund des fötalen Kreislaufs die Foramen ovale (Septumscheidewand) nicht vollständig verschlossen. Diese schließt sich im ersten Lebensjahr in der Regel zu, jedoch bei 5% der Bevölkerung bleibt Foramen ovale nicht vollständig verschlossen, ohne dass es Beschwerden macht. (FALLER, 1999)

## 2.2.4.4. Kammerseptumdefekt (VSD)

Der häufigste angeborene Herzfehler ist der Ventrikelseptumdefekt, wobei sich um ein Loch in der Kammerscheidewand handelt. Bei mittelgroßen und großen Defekten kommt es zu Atemnot, vermehrtem Schwitzen schon im Säuglingsalter, Wachstumsstörungen, Neigung zu Bronchitis und Infekten. Daher ist bei größerem VSD noch im Säuglingsalter eine Operation notwendig.

## 2.2.4.5. Offener Ductus arteriosus botalli

In der Fetalzeit ist bei dem Fötus die Pulmonalarterie mit der Aorta verbunden, weil sich der Fötus im Bauch der Mutter unter Flüssigkeit befindet und keine Atemluft bekommt. Die Verbindung zwischen Pulmonalarterie und Aorta nennt man Ductus botalli, der normalerweise innerhalb der ersten vierundzwanzig Stunden nach der Geburt verschlossen wird. Wenn dies nicht der Fall wird, und es zu keiner Verschließung kommt und diese Öffnung sehr groß ist, dann werden Wachstumsstörungen, häufig Infekte der Luftwege, Neigung zu bakterieller Endokarditis und Dyspnoe verursacht. (HAUS, 1999)

Unter erworbenen Herzfehlern unterscheidet man zwischen Mitralstenose, Mitralinsuffizienz, Aortenstenose und Aorteninsuffizienz.

Diese erläutere ich in folgenden kürzen Überschriften unter dem Kapitel der Herzfehler, bzw. Herzklappenfehler.

## 2.2.4.6. Mitralstenose

Der häufigste erworbene Klappenfehler überhaupt ist Mitralstenose. Erste klinische Erscheinungen treten meist um das 30. Lebensjahr auf, wobei es sich hier um die reduzierte Öffnungsfläche der Mitralklappe handelt. Die Mitralklappe ist die Taschenklappe, die zwischen linkem Atrium und linkem Ventrikel fungiert. Behandelt wird diese Stenose durch eine „Sprengung" bzw. wird eine künstliche Herzklappe eingesetzt.

### 2.2.4.7. Mitralinsuffizienz

So wie das Wort „Insuffizienz" selbst aussagt, handelt es sich hierbei um die Schließunfähigkeit der Mitralklappe. Die Lebenserwartung nach Auftreten der ersten Beschwerden beläuft sich auf max. 20 – 30 Jahre, daher wird in schweren Fällen prothetischer Klappenersatz vorgeschrieben. Die Mitralklappe fungiert übrigens zwischen linkem Vorhof (Atrium) und linker Kammer (Ventrikel).

### 2.2.4.8. Aortenstenose (erworben)

Bei der Aortenstenose handelt es sich um die Einengung der Ausflussbahn des linken Ventrikels, wobei es hier zu einer Anpassungshypertrophie der linken Kammer kommt. Bei der Aortenstenose ist eine Operation notwendig, weil die Lebenserwartung ohne operative Revision 2 bis 4 Jahre beträgt.

Die Aortenklappe fungiert zwischen linker Kammer (Ventrikel) und Aortenbogen und hat eine enorme Bedeutung für die Funktionalität des Herzkreislaufsystems.

Daher ist Aortenstenose wie Aorteninsuffizienz einer der schwersten erworbenen Herzfehler.

### 2.2.4.9. Aorteninsuffizienz

Ähnlich wie bei der Mitralinsuffizienz handelt es sich hier um die Schließunfähigkeit der Aortenklappe. Dies führt dazu, dass die Patienten bei Belastung Atemnot verspüren und mit kontinuierlichem Schwindelgefühl, Druckgefühl im Hals, sichtbarem Kapillarpuls unter den Fingernägeln und eventuellem Herzklopfen leben müssen. Wenn sich diese Insuffizienz schon in Ruhe bemerkbar macht, dann beträgt die Überlebensdauer der Patienten 1 bis 2 Jahre. (HAUS, 1999)

### 2.2.5. Kontraindikation der Herzkatheterisierung, Risiken und Komplikationen

In Kapitel 2.2. habe ich so kurz wie möglich Herzkreislauferkrankungen, die im Herzkatheterlabor behandelt werden, beschrieben. Es ist an dieser Stelle notwendig zu betonen, dass eine Herzkatheteruntersuchung ein invasiver Eingriff ist, wo der klinische Nutzen gegenüber deren Risiken abgewogen werden muss.

Die wichtigsten relativen Kontraindikationen lassen sich wie folgt zusammenfassen:

1) Niereninsuffizienz;
- bei leichtgradiger Niereninsuffizienz sollte dem Patient vor der Untersuchung ausreichend Flüssigkeit zugeführt werden,
- bei schwerer Niereninsuffizienz oder Anurie sollte nach der Untersuchung eine Dialyse durchgeführt werden.

2) Unbehandelte arterielle Hypertonie;
- es besteht die Gefahr einer Ischämie und/oder einer akuten Herzinsuffizienz während der Untersuchung.

3) Unbehandelte Hypokaliämie oder Digitalisintoxikation;
- es besteht die Gefahr von Tachyarrhythmien.

4) Dekompensierte Herzinsuffizienz;

5) Infektion oder Fieber;

6) Kontrastmittelallergie;
- eine antiallergische Prophylaxe ist in diesem Fall vor der Untersuchung durchzuführen.

7) Hyperthyreose;
- eine thyreostatische Behandlung sollte bereits vor der Untersuchung begonnen werden.

8) Antikoagulation oder Blutgerinnungsstörung;

9) Schwangerschaft. (ENNKER, 2000)

## 2.2.5.1. Risiken einer Herzkatheteruntersuchung

Die Risikofaktoren, die im Herzkatheterlabor bedacht werden müssen, kann man folgendermaßen zusammenfassen:

1. Alter / Geschlecht des Patienten,
   - Säuglinge < 1 Jahr, sowie ältere Patienten > 75 Jahre

2. Kardiale Grunderkrankungen:
   - Hauptstammstenose,
   - schwergradige Aortenstenose,
   - eingeschränkte Ventrikelfunktion,
   - Herzklappenerkrankung.

3. Klinischer Zustand des Patienten:
   - instabile Angina pectoris,
   - Myokardinfarkt,
   - kardiogener Schock.

4. Art der geplanten Untersuchung/Intervention:
   - diagnostischer Herzkatheter,
   - PTCA/Stentimplantation/Artherektomie/Thrombektomie etc.

5. Extrakardiale Begleiterkrankung:
   - Diabetes mellitus,
   - Niereninsuffizienz,
   - schwere zerebrale und/oder periphere arterielle Verschlusskrankheit.

6. Erfahrung des Untersuchers. (SYEDA-HESS, 2002)

### 2.2.5.2. Komplikationen einer Herzkatheteruntersuchung

Komplikationen sind im Herzkatheterlabor sehr selten, jedoch ist immer bei 1% bis 1,5% der Patienten mit einer Komplikation zu rechnen. Diese Komplikationen kann man wie folgt unterteilen:

1. Tod;

2. Myokardinfarkt;
- im Rahmen einer komplizierten Intervention,
- aufgrund einer Dissektion,
- aufgrund von Koronarspasmen,
- aufgrund Thrombusbildung / distaler Embolisation.

3. Arrhythmien;
- Bradyarrhythmien (Bradykardie/AV-Block),
- atriale Arrhythmien (Vorhofflimmern/Vorhofflattern),
- ventrikuläre Arrhythmien (Kammertachykardien/Kammerflimmern).

4. Zerebrovaskuläre Komplikationen;
- meistens embolischer Genese,
- 0,07% beim diagnostischen Herzkatheter,
- 0,38% bei koronarer Intervention,
- erhöhte Gefahr von intrazerebraler Blutung bedingt durch die Antikoagulation,
- bei Verdacht, Schädel-CT durchführen lassen.

5. Lokale Komplikationen an der Punktionsstelle;
- häufigste Komplikation (0,6%),
- Hämatom (z.B. bei schlechter mechanischer Kompression),
- Dissektion,
- Thrombusbildung/distale Embolisation,
- Aneurysma/Pseudoaneurysma/ AV-Fistel,
- evtl. Notwendigkeit einer operativen Sanierung.

6. Akutes Nierenversagen;
- Kontrastmittel bedingt.

7. Allergische Reaktion;
- Kontrastmittelallergie,
- HIT (Heparin induzierte Thromozytopenie).

8. Katheterembolie nach Fraktur;

9. Vasovagale Reaktion
- Bradykardie, Hypotonie, Übelkeit, Schweißausbruch.
(SYEDA-HESS, 2002)

## 2.3. Organisationsstruktur des Herzkatheterlabors, Setting und Gruppendynamik der Pflege

Die Funktionseinheit des Herzkatheterlabors beinhaltet interdisziplinäre Zusammenarbeit dreier verschiedener Berufsgruppen, und zwar Ärzteschaft, Pflege und radiologische TechnologInnen (ehemalige RöntgenassistentInnen). Dazu kommt Hilfspersonal wie RaumpflegerInnen, AbteilungshelferInnen, VersorgungsassistentInnen sowie Hausarbeiter.

Die Aufgabenbereiche der drei Berufsgruppen waren über längere Zeit durch starre Struktur relativ streng voneinander getrennt definiert. Es herrschte ein Zustand wie bei der Funktionspflege, wo jedes Mitglied nur eine oder zwei bestimmte Funktionen ausüben kann. Dies bedeutet, dass beim Ausfall eines Mitglieds das ganze System gefährdet wird. Wenn es keinen Ersatz für dieses Mitglied gibt, dann gibt es unter Umständen auch keine Patientenbehandlung. Die Wartezeiten verlängern sich und Patienten werden auf die nächsten Tage verschoben. Welchen Einfluss diese Situation auf ohnehin verängstigte Patienten hat, bedarf weitere Diskussion und Analyse interner Gegebenheiten des Herzkatheterlabors, sowie intrapersonelle Interaktion innerhalb gleicher bzw. innerhalb aller drei Berufsgruppen: MedizinerInnen, PflegerInnen und RadiotechnologInnen.

Im Regelfall fungieren in einem Herzkatheterlabor fünf Personen an der Patientenbetreuung. Unter sterilen Bedingungen führt der/die ArztIn (die/der KardiologeIn) koronare Intervention an Patienten durch einen Zugang (Stich) in der Leistenbeuge (Arteria femoralis) durch. Eine Pflegeperson assistiert dabei an einem sterilen Tisch. Eine zweite Pflegeperson leistet der sterilen Assistenz den so genannten Bei-Dienst: Gasbestimmungen, Infusionstherapie, notwendiges steriles Material hinreichen, usw. Die Projektionen des Herzens durch fahrbare Röntgenrohre werden mit Hilfe einer Radiotechnologin erzeugt. Im so genannten Schaltraum sorgt ein/eine zweite/r RadiotechnologeIn für detaillierte Dokumentation aller Messungen, Bestimmungen und Aufnahmen.

Eine solche Aufstellung des Herzkatheterpersonals sieht einen Standard vor. Es kommt jedoch immer wieder vor, dass eine Pflegeperson im Raum fehlt, und eher selten, dass es zum Ausfall einer Radiotechnologin kommt. Im intrapersonellen Bereich sorgt dies für gewisse Konfliktquellen. Die Pflegepersonen haben immer wieder das Gefühl mehr gefordert zu sein als die gleichberechtigte Berufsgruppe der RadiotechnologInnen. In den letzen Jahren wurde das Herzkatheterlabor durch relative Fluktuation des Pflegepersonals gekennzeichnet. In der Berufsgruppe der RadiotechnologInnen gab es so gut wie gar keine Fluktuation des Personals. Dies dürfte aber nicht daran liegen, dass die RadiotechnologInnen ein „leichteres Leben" im Katheterlabor haben und weniger arbeiten müssen, sondern daran, dass den Pflegepersonen ein wahrscheinlich breiteres Spektrum der Auswahlmöglichkeiten zur Berufsausübung zur Verfügung stehen. Diese Umstände basieren an täglichen Beobachtungen und alltagswissenschaftlichen intrapersonellen Gesprächen und entziehen sich somit der fundierten wissenschaftlichen Untersuchung. Solche Beobachtungen dienen zum besseren Verständnis der personellen Situation im Herzkatheterlabor und erfordern keine näheren Erläuterungen. Es ist vorstellbar, dass eine angespannte personelle Situationen im Raum keineswegs positiv auf die Patientenangst wirkt. Obwohl der Tätigkeitsbereich des Pflegepersonals im Herzkatheterlabor vielschichtig und sehr interessant ist, auch in Zusammenhang mit immer neueren und verbesserten Interventionstechniken, erreicht man nach ein paar Jahren eine gewisse Sättigung. Eine gerne ausgeübte Tätigkeit wird als immer mehr schwer zu ertragende Arbeitsbelastung empfunden. Da spielen vier Faktoren eine große Rolle:

- im Strahlenbereich das notwendige Tragen der schweren Röntgenschürze,

- ein Gemisch der kurzen (6 und 8 Stunden) und langen (12 Stunden) Dienste und daraus resultierendes häufigeres Kommen und Gehen im Dienst,

- Bereitschaftsdienste, die nach dem Dienstschluss noch die ganze Nacht andauern, und

- mögliche psychische Belastungen, die durch Akutsituationen entstehen, weil oft die Leben der Patienten in solchen Situationen auf dem Spiel stehen.

Diese Behauptungen basieren nicht an wissenschaftlichen Fakten, sondern auf täglichen Gesprächen mit dem Pflegepersonal. Jedoch, ein Messinstrument das diese Behauptungen bestätigt, hat sich selbst im Katheterlabor etabliert: die Fluktuation des Pflegepersonals. Diese Fluktuation ist leider Tatsache und mit konkreten Zahlen für gewisse Zeiträume belegbar. In diesem Zusammenhang stellt sich die Frage, in wie weit die Motivation des Personals beeinträchtigt ist. Bei fehlender Motivation des Personals wird seine Rolle bei der Anxiolyse der Patienten mehr als zweifelhaft. Aufgrund der Tatsache, dass bei der letzten Umstrukturierung des Labors viele neue frische und motivierte KollegInnen dazu gekommen sind, wird der Parameter „fehlende bzw. verminderte Motivation des Personals" keine negative Auswirkung auf das Kernthema dieser Diplomarbeit haben. Daher wurde es auch bei weiteren Analysen nicht berücksichtigt.

## 2.3.1. Strahlenschutz

Alle Mitglieder des Herzkatheterlabors im intrapersonellen Bereich sind verpflichtet, ein Dosimeter zu tragen. Außerdem besteht die Notwendigkeit sich mindestens 1x pro Jahr einer Strahlenschutzuntersuchung zu unterziehen. Die wichtigste Schutzmaßnahme im Labor selbst ist das Tragen einer Röntgenschürze. Diese Schürzen sind im Rahmen einer Qualitätssicherung im Herzkatheterlabor mind. 1x pro Jahr auf Beschädigungen, eventuelle durchlässige Mikrolöcher bzw. Zersplitterung der Bleischicht zu untersuchen. Jedes Mitglied hat eine eigene Röntgenschürze, die bei negativ ausfallender Kontrolle ausgetauscht wird. Empfehlenswert ist es auf jeden Fall einen bleihaltigen Schilddrüsenschutz bzw. Schutzbrillen zu tragen. Der Schilddrüsenschutz wird nur von 20% des Herzkatheterpersonals benutzt, weil es beim Arbeiten wahrscheinlich störend ist. Besonders bei adipösen Labormitgliedern, zu welcher Gruppe auch ich zähle, verursacht Schilddrüsenschutz vermehrtes Schwitzen und Unbehagen beim Arbeiten. Die Schutzbrille mit doppelter Schutzmaske und doppelte sterile Handschuhe trage ich auf jeden Fall beim Katheterisieren von HIV-Patienten. Ich bewundere Ärzte, die auch bei solchen Patienten mit einer Paar Handschuhe, bzw. ohne Schutzbrillen auskommen. Während der Intervention werden verschiedene Nadeln und Messer benutzt, sodass ich glaube, dass bei eventuellen Nadelstichen bei einem HIV-Patient keine Expositionsprophilaxe helfen kann. Jedes Herzkatheterlabor ist mit einem lenkbaren Strahlenschutzfenster ausgestattet, weil der Abstand zwischen Untersucher und Röntgenröhre so groß wie möglich sein sollte. Die Strahlenintensität reduziert sich nämlich mit dem Quadrat der Entfernung. Es ist auch von Vorteil, wenn Durchleuchtungszeiten so gering wie möglich gehalten werden, weil man sich auf diese Art und Weise die Intensität der Strahlenbelastung ersparen kann. Ich kann an dieser Stelle drei große Belastungen für alle Berufsgruppen im Herzkatheterlabor zusammenfassen:

a) Strahlenbereich,

b) das Tragen schwerer Röntgenbleischürzen,

c) Bereitschaftsdienste kombiniert mit Wochenendnachtdiensten.

Die Berufsgruppe der Pflege empfindet, noch mehr den Belastungen ausgesetzt und auch mehr gefordert zu sein. Dies liegt daran, dass im Herzkatheterlabor wie auch im stationären Bereich alle Pflegetätigkeiten die zum Berufstand zählen, gemacht werden müssen. Wenn ein Patient im bettlägerigen Zustand in das Herzkatheterlabor geliefert wird, dann muss er genauso gepflegt werden als wäre er auf der normalen Pflegestation. Es ist im Wiener AKH mittlerweile unvorstellbar, den Herzkatheterbetrieb ohne Pflegepersonal aufrechtzuerhalten, wobei man schon Kenntnisse von den anderen „Häusern" bzw. Ländern hat, wo ein Herzkatheterlabor von einem Arzt und einem medizinisch-technischen Assistent betrieben wird. Nähere Erläuterungen über diese Tatsache sind nicht notwendig, weil man dann das Thema dieser Diplomarbeit in Frage stellen müsste. Die Rolle des Herzkatheterpflegepersonals im Herzkatheterlabor der Medizinischen Universität Wien ist unbestritten, sowie die Rolle bei der Anxiolyse dieser Patienten, weil man durch pflegerische Tätigkeiten fast immer der erste bzw. der letzte Ansprechpartner ist. Wenn ein Patient in das Herzkatheterlabor transferiert wird, ist der Pflegende der wichtigste Ansprechpartner während der Vorbereitung, Intervention und Nachbereitung. Das Pflegepersonal ist im interdisziplinären Bereich auch verantwortlich, dass alle erforderlichen Befunde vorhanden sind. Diese Befunde beinhalten:

EKG, Gerinnungswerte, Thrombozytenanzahl, Elektrolyte (Kalium), Kreatinin, kleines Blutbild, TSH, T4 sowie unterschriebener Revers. (KUNZE, 2004) Falls die Befunde nicht vollständig sind, ist der untersuchende Arzt zu informieren, wobei der dann eigenverantwortlich entscheidet, ob er einen Patienten, bei dem z.B. Gerinnung fehlt, katheterisiert. In Akutfällen, wie akute Herzinfarkte, wird beim Patienten selbstverständlich interveniert, ohne Rücksicht auf die Vollständigkeit der Befunde. In erster Linie ist das Leben der Patienten zu retten und anderen notwendigen und auch wichtigen Tätigkeiten werden später erledigt.

## 2.3.2. Vor dem Eingriff und nach dem Eingriff

Es ist an dieser Stelle notwendig den Untersuchungsablauf genau zu erläutern. Dies ist zum besseren Verständnis über _zeitlichen Ablauf der Ereignisse_ entscheidend. Wie vor dem Eingriff, bzw. nach dem Eingriff vorzugehen ist, wurde durch standardisiertes Protokoll festgelegt.

### 2.3.2.1. Vor dem Eingriff

Bis zu 6 Stunden vor dem Eingriff dürfen die Patienten noch eine kleine Mahlzeit (z.B. 1 Scheibe Weißbrot mit Marmelade, ein Glas Milch) zu sich nehmen. Danach dürfen sie nichts mehr essen, nicht mehr rauchen und nicht mehr trinken. Erlaubt sind jedoch bis zu 2 Stunden vor dem Eingriff ein bis zwei Gläser/Tassen klare Flüssigkeit, ohne Fett und ohne feste Bestandteile (Mineralwasser, Limonade, Tee), aber keine Milch und kein Alkohol. Kontaktlinsen, Zahnprothesen, Ringe, Schmuck, künstliche Haarteile sind abzulegen, und sicher aufzubewahren. Make-up und Nagellack sollen jedenfalls entfernt werden. Vor einem geplanten Herzkatheter wird genaue Anamneseerstellung und eine physikalische Patientenuntersuchung durchgeführt. Bei der körperlichen Untersuchung ist es von Vorteil, immer einen peripheren Pulsstatus zu erheben, weil Leistenpuls für die Punktion sehr wichtig ist. Es ist selbstverständlich, dass eine ärztliche Anamnese von größter Wichtigkeit ist, jedoch soll genauso eine Pflegeanamnese möglichst ausführlich und vollständig erhoben werden. Dies ist schon der Fall im stationären Bereich, wo eine Pflegeanamnese im Rahmen vom Pflegeprozess erstellt wird, dann wird zusätzlich eine kürzere Pflegeanamnese im eigenverantwortlichen Bereich der Pflegedokumentation vom Herzkatheterpersonal erhoben, sodass in diesem Sinne eine Doppelgleisigkeit entsteht. Ich erlebe sehr oft, dass die Patienten auf meine Frage, ob sie Allergien haben, seufzend beantworten „wie oft werden Sie mich danach fragen?" Dem Patienten wurde wahrscheinlich bis zu Zehnmal seit er sich im Krankenhaus befindet, die gleiche Frage gestellt: „Haben Sie eine Allergie?" Es besteht Bedarf, diese Doppelgleisigkeiten abzuschaffen und durch bessere Kommunikation zwischen verschiedenen Abteilungen und EDV-gestütztes Arbeiten dies den Patienten zu ersparen.

### 2.3.2.2. Nach dem Eingriff

Es ist selten aber doch möglich, dass Patienten bei schweren Interventionen zunächst auf die Intensivstation transferiert werden müssen. In Akutfällen, wo der Patient reanimiert wurde und anschließend intubiert ist, wird er standardmäßig ausschließlich vor dem Eingriff, als auch nach dem Eingriff, auf einer Intensivstation untergebracht. Im Normalfall sind die Patienten die gesamte Zeit während der Behandlung wach. Bei wenigen Patienten ist die merkbare Aufregung so groß, dass eine medikamentöse Anxiolyse notwendig ist. Der Katheter wird in fast allen Fällen von der Leistengegend aus eingeführt. Die Patienten müssen nach ärztlicher Anordnung strenge Bettruhe einhalten. Sie müssen flach auf dem Rücken liegen und das betreffende Bein nicht bewegen. Ein Druckverband wird immer angelegt und in manchen Fällen auch ein Sandsack darauf, den die Patienten nicht selbst entfernen dürfen. Um eine Nachblutung zu vermeiden, werden die Patienten angewiesen, nach dem Eingriff eine Woche lang körperliche Belastungen, wie das Heben und Pressen, zu vermeiden. Wenn ein Katheter von der Ellenbeuge aus oder oberhalb des Handgelenks eingeführt wird, dann ist die Bettruhe nach ärztlicher Anordnung unbedingt einzuhalten, bzw. der Verband nach etwa 3 Tagen vom Arzt kontrollieren zu lassen. Von der Katheterisierung von der Ellenbeuge aus, bzw. im Bereich des Handgelenks, wird der Patient praktisch gleich mobilisiert. Der Nachteil ist, dass das Arbeiten auf diese Art und Weise erschwert ist, und die Durchleuchtungsmöglichkeiten der Röntgenröhren erheblich eingeschränkt sind. Komplexe Interventionen sind beinahe unmöglich, daher werden die Patienten im Herzkatheterlabor des Wiener AKH immer von der Leistengegend aus katheterisiert. Die Patienten müssen sofort bei Blutungen aus der Einstichstelle, Schmerzen in der Brust oder anderen Herzbeschwerden, bei Fieber oder Schüttelfrost, sowie bei Schmerzen, Erblassen und Kälte- oder Taubheitsgefühl im betroffenen Arm bzw. Bein den Arzt verständigen, auch wenn diese Beschwerden erst einige Tage nach dem Eingriff auftreten. (HOCHREIN, 1988)

Vor einigen Jahren ist es Standard gewesen, dass nach dem Eingriff die sogenannte „Schleuse" aus der Leistengegend herausgezogen und die Einstichstelle manuell komprimiert wurde. Die manuelle Kompression dauerte zwischen 15 Min. und 40 Min. und bedeutete eine große Belastung, sowohl für das Personal als auch für den Patienten. Zudem verzögerte sich der Herzkatheterbetrieb, da man am Kathetertisch komprimieren musste und nur wenn dieser Tisch frei wurde, konnte der nächste Patient behandelt werden. Dank der neuesten Alternative der „Verschlusssysteme" kann eine Soforthämostase erzielt werden. Durch diese Systeme, wie z.B. Angioseal wird einerseits Personal erheblich entlastet. Die Patienten haben damit eine verkürzte Zeit der Immobilisation. Bei einer Herzkatheteruntersuchung ohne PTCA, kann ein Patient bei dem z.B. Angioseal verwendet wurde, bereits nach 2 Stunden aus dem Bett steigen. Bei Angioseal verbleibt ein Anker im Gefäß und wird mit einem an der Gefäßaußenwand aufgebrachten Kollagen Tropf gegenfixiert. Sowohl der Anker, als auch der Kollagen Tropf werden innerhalb von 8 – 12 Wochen resorbiert.

## 3. PFLEGEPROZESS IM HERZKATHETERLABOR (Pflegedokumentation, Eigenverantwortlicher und Mitverantwortlicher Bereich, Angst der Patienten als Problem und Pflegediagnose)

Die heutige Pflege begnügt sich nicht mehr nur die medizinischen Anweisungen auszuführen, bzw. Handlanger und Lakaien der Ärzteschaft zu sein, sondern betrachtet den Menschen ganzheitlich mit all seinen krankheitsbedingten Sorgen, Nöten und Ängsten. (DITTRICH, 1995) Bei der Pflegegesetznovelle von 1997, nachdem ein neues Curriculum eingeführt wurde, habe ich selbst Gelegenheit gehabt das Berufsbild der Pflege durch Verständnis über die Ganzheitlichkeit des Menschseins (psychisch, physisch, sozial und spirituell) zu erlernen. Die Pflege wird neu definiert, was dazu führt, eine komplexe und große Aufgabe zu lösen: Wie und wann sollen wir Pflegende es schaffen, dass unsere gesamte Berufsgruppe, einfach jeder Einzelne von uns, das gleiche Pflegeverständnis hat??! „Eine solche Definition von Pflege könnte sein, dass darunter alle Betreuungstätigkeiten und Zuwendungsformen zu verstehen sind, die Lebensfähigkeit überhaupt erst begründen, sie verbessern oder wiederherstellen bzw. dort, wo sie zu Ende geht, diesen Zustand menschlich erträglich zu machen helfen."[25]

Um dieses Pflegeverständnis zu vereinheitlichen bzw. ein Pflegeleitbild zu etablieren, ist es notwendig eine Prozessstruktur zu definieren. Nur ein strukturierter Prozess der anscheinend ein Anfang und ein Ende hat, jedoch immer wieder neu anfängt und nie endet, sowie auch die Krankheitsanfälligkeit der Menschen, kann die Basis für notwendige Pflegeprozesse darstellen. Dieser Pflegeprozess setzt sich aus Pflegeanamnese, Pflegediagnose, Pflegeplanung, Durchführung und Evaluierung zusammen. Auch in einem Bereich wie dem Herzkatheterlabor, wo man anscheinend durch aufwendige Technisierung wenig mit klassischer Pflege der Patienten zu tun hat, sind Pflegepersonen einem Pflegeprozess unterzogen. Das Herzkatheterpflegepersonal muss eine eigene Dokumentation führen, die sich aus drei Tätigkeitsbereichen zu-

---

[25] Birigit Bolognese-Leuchtenmüller: Geschichte der Pflege und der Pflegeberufe – Überlegungen zu ihrer Positionierung in der Geschichtswissenschaft; Seite: 17

sammen setzt: eigenverantwortlicher-, mitverantwortlicher und Interdisziplinärer Tätigkeitsbereich. Das neue Krankenpflegegesetz macht in der heimischen Pflegewissenschaft keinen Unterschied zwischen dem Pflegeprozess und dem eigenverantwortlichen Tätigkeitsbereich. (DORFFNER, 2001) Die Pflegeanamnese dient vor allem dazu, dass man die Situation in der sich der Patient befindet erfassen kann, bzw. die Pflegediagnosen durch ein Gespräch mit dem Patienten zu ermitteln.

Die Pflegediagnose ist nichts weiter als die Beschreibung der individuellen Reaktionen des Patienten auf seine Krankheit. (DORFFNER, 2001) Diese Pflegediagnose, die für das Herzkatheterlabor relevant ist, lautet wie folgt:

- Infektion, hohes Risiko (Pflegediagnose 1.2.1.1. nach NANDA unter thematischer Gliederung *Abwendung von Gefahren*);

- Schmerzen, akut (Pflegediagnose 9.1.1. nach NANDA unter thematischer Gliederung *Abwendung von Gefahren*);

- Kooperationsbereitschaft, fehlend (Pflegediagnose 5.2.1.1. nach NANDA unter thematischer Gliederung *Abwendung von Gefahren*);

- Rasur (Pflegediagnose Herzkatheterlabor AKH – Wien);

- Angst (Pflegediagnose 9.3.1. nach NANDA unter thematischer Gliederung *Integrität der Person*);

- Körperliche Mobilität, beeinträchtigt (Pflegediagnose 6.1.1.1. nach NANDA unter thematischer Gliederung *Aktivität und Ruhe*);

- Atemvorgang, ungenügend (Pflegediagnose 1.5.1.3. nach NANDA unter thematischer Gliederung *Luft*). (ALLMER, 2000)

Die Pflegepersonen sind bei der Durchführung der Pflege gefordert genau zu beobachten und dauernd die Situation neu einzuschätzen, deren Effizienz durch die Evaluation gemessen wird. Zum besseren Verständnis des Pflegeberufsbildes im Herzkatheter, bzw. dessen Rolle, ist es notwendig alle Standards, die den gesamten Pflegetätigkeitsbereich darstellen, zu benennen. Diese Standards betreffen vor allem den mitverantwortlichen Tätigkeitsbereich und werden im Herzkatheterlabor als therapieunterstützende Standards bezeichnet:

1. Lagerung im Herzkatheter,
2. Vorbereitung des Patienten zum HK,
3. Venenzugangsnachsorge (periphere und zentralvenöse Katheter),
4. $O_2$-Sättigungsbestimmung,
5. Blutzuckerkontrolle,
6. Infusions-/Transfusionstherapie,
7. Medikamentenverabreichung – p.O., s.c., i.m., i.v.,
8. Wundverband bei liegender Schleuse,
9. Verschlusstechniken,
10. Druckverband,
11. Setzen eines transurethralen Dauerkatheters (m/w),
12. Venenpunktion,
13. EKG,
14. ACT-Bestimmung,
15. Thrombenabtragung (Angiojet/X – Sizer),
16. Coronarangiographie,
17. Rechtsherzkatheter (re. HK),
18. PTCA / Stent,
19. IVUS (intravasculärer Ultraschall),
20. Druckdraht,
21. ASD/PFO/PDA,
22. Rotablator,
23. Aorten/Mitralklappenvalvuloplastie/Pulmonalklappenvalvuloplastie,
24. IABP (intraaortale Ballonpumpe),
25. Transseptale Untersuchung,
26. Extrakorporaler Schrittmacher (PM),
27. EPS (elektrophysiologische Stimulation),

28. Ablation,
29. I.C. Cardioversion,
30. Myocardbiopsie.

Durch alle diese Standards, sowohl im eigenverantwortlichen als auch im mitverantwortlichen Bereich, werden alle Pflegetätigkeiten des Herzkatheterpflegepersonals umfasst. Die Angst der Patienten als Standard bzw. die Pflegediagnose spielt unter Umständen eine entscheidende Rolle im weiteren Krankheitsverlauf des Patienten. Vereinfacht dargestellt: im konkreten Fall wurde ein Patient durch die erfolgreiche PTCA nach einem Myocardinfarkt nicht geheilt und die notwendige Behandlung bzw. der Heilungsprozess ist bei weitem nicht abgeschlossen. Um einen Recidiv zu vermeiden, ist die Rehabilitation des Patienten sehr wichtig, wobei die eigene Einstellung und das Bewusstsein über die eigene Herzkrankheit von entscheidender Rolle ist. Der Patient ist den Risikofaktoren wie Nikotinabusus, Hypertonie, Hypercholesterinämie usw. ausgesetzt, die zu seiner KHK geführt haben, und nur wenn er seine Risikofaktoren im Griff hat, und sich der Bedeutung und Ernsthaftigkeit seiner Situation bewusst ist, kann er damit rechnen, kein verkürztes Leben haben zu müssen.


## 3.1. Patientensetting mit Genderaspekt, Stand der Wissenschaft bezogen auf das Phänomen Angst

Es ist naheliegend dass es bei den Herzerkrankungen geschlechtsspezifische Unterschiede gibt. Herzkrankheit ist nach wie vor männlich, jedoch habe ich oft Eindruck, dass immer mehr Frauen dem Herzleiden ausgesetzt sind. Gesellschaftliche Anforderungen und der Druck des immer schnelleren Lebenstempos setzen beider Geschlechter auf die Probe.

### 3.1.1. Patientensetting mit Genderaspekt

In dieser Hinsicht ist es notwendig auch den Genderaspekt zu berücksichtigen, weil es einfach möglich ist, aufgrund mehrerer wissenschaftlicher Studien und jahrzehntelanger Erfahrung des Herzkatheterlabors, die mit Zahlen und Fakten belegbar sind, nachzuweisen, dass es bei KHK signifikante Unterschiede zwischen Frauen und Männern gibt. Die Frauen gehen mit der Krankheit viel bewusster um, haben auch physiologisch einen besseren hormonellen Schutz vor einer Herzkrankheit bis zum zumindest 50. Lebensjahr. Im Falle eines erfolgreich behandelnden Herzinfarktes durchlaufen sie Rehabilitation, Nachbehandlungen und Nachkontrollen viel intensiver, ordentlicher und bewusster als die Männer. Warum die Frauen im Großraum Wien gerade eine Stunde später als die Männer die Rettung bei Herzschmerzen bzw. Herzinfarkt verständigen, bleibt ein Rätsel, wenn man eine wissenschaftlich fundierte Erklärung sucht. Die Erklärung dafür liegt in der Annahme, dass die Frauen gewohnter sind, viel mehr und viel länger Schmerzen auszuhalten, und das sie durch die familiären Umstände mehr Belastung tragen müssen. Es ist durchaus vorstellbar, dass eine 40-jährige Frau die mit einem anlaufenden Herzinfarkt konfrontiert ist, und erste Symptome wie Brustschmerzen und Schmerzausstrahlung durch den linken Arm nicht ernsthaft wahrnimmt oder sogar verdrängt, weil man als berufstätige Mutter um 17 Uhr zwei Schulkinder von der Schule abzuholen hat. Vielleicht denkt sich diese Frau, dass die Rettung bzw. der Notfallarzt zu einem späteren Zeitpunkt verständigt werden kann und dass die Priorität familiäre Verpflichtungen sind. Dieses Verantwortungsgefühl kann in weiterer Folge für viele Frauen verhängnisvoll sein, weil sie sich Hilfe später als die Männer holen. Die Männer wiederum holen sich die Hilfe rechtzeitig, aber nach der Behandlung vernachlässigen sie oft krankheitsbremsende und gesundheitsfördernde Maßnahmen. (Mit dem Einsetzen des Stents in das verschlossene Herzkranzgefäß ist die „Sache" nicht getan!)

Es ist von größter Bedeutung, die psychologische Komponente des Menschen geschlechtsspezifisch zu berücksichtigen. Die Anforderungen des Berufsalltags werden immer intensiver und der Druck bezüglich des Arbeitspensums immer weniger erträglich. Der wachsende Druck auf die Beschäftigten führt oft dazu, dass man große Burnout-Raten zu verzeichnen hat. Ich bin der Meinung, dass die Männer doch leichter mit diesem Druck umgehen können, weil sie immer noch im Vorteil gegenüber den Frauen sind. Die Männer finden leichter einen Job, gehen kaum in die Kinderbetreuung, bzw. können nicht schwanger werden, können physisch mehr „einpacken" und sind immer noch besser als die Frauen bezahlt. Ich habe selbst im OP-Bereich erlebt, dass man mich so konsequent gemobbt hat, bis ich meine Arbeitsstelle aufgab. Ich bin wegen dieser Ungerechtigkeit sehr aufgebracht, jedoch fiel es mir nicht so schwer den ganzen Arbeitsbereich zu wechseln. Meine junge Kollegin wurde zugleich auch dem Mobbing ausgesetzt und kam damit gar nicht zu recht. Häufige Weinausbrüche, unausgeschlafenes Gesicht mit großen dunklen Augenringen, Angstzustände, Müdigkeit und Antriebslosigkeit gaben mir den Eindruck einer schweren anlaufenden Depression. Ich hatte keine Gelegenheit mehr, zu erfahren, was mit meiner Kollegin weiter geschah, da ich den OP-Bereich verlassen hatte. Einige Jahre später bin ich bei einer 45-jährigen Patientin bei der Behandlung ihrer Herzrhythmusstörung beteiligt gewesen, wonach bei dieser Frau durch extremen Mobbingdruck das Herz erkrankt wurde. Obwohl sie in einem Bundesgymnasium Direktorin war, wurde sie durch die Belegschaft gemobbt. Um ihr die Angst vor der Herzkatheteruntersuchung ein bisschen zu nehmen und um sie abzulenken, haben wir Mobbing thematisiert. Ich habe dieser Patientin erklärt, dass sie wahrscheinlich gemobbt wurde, weil sie einfach eine extrem nette, liebevolle, ehrliche, sanftmütige und überaus freundliche Person ist. Es ist gut möglich, dass man in der heutigen Gesellschaft nicht zu nett und freundlich sein darf, ansonsten setzt man sich nicht durch. Ihre Belegschaft wollte sie als Leiterin nicht akzeptieren, weil sie den Eindruck hatten, sie wäre zu nett um sich bei den höheren Distanzen durchzusetzen. (In den Medien wurde damals erhöhte Arbeitszeit der Lehrer/innen thematisiert. Nach ihrer Behandlung war ein Rehabilitationsprogramm vorgesehen, wobei diese Patientin deprimierende Symptome aufzeigte. In der Studie *„High frequency of anxiety and angina pectoris in depressed women with coronary heart disease"* von Sundel, KL. et.al., 2007, wurde das Vorkommen der deprimierenden Symptome bei den Frauen nachgeforscht, die aber bei einem Herzrehabilitationsprogramm nicht berücksichtigt werden. Diese Studie beweist ein starkes Verhältnis zwischen Depression und Angina pectoris bei den Frauen mit KHK. Diese Studie bestätigt auch, dass deprimierende Symptome bei den Frauen mit KHK allgemein sind. Die Depression an sich hat einen negativen Einfluss auf den Krankheitsverlauf, weil offensichtlich durch komplexe chemische Prozesse der psychische Zustand über den hormonellen Mechanismus erhöhte Neigung zu Vasokonstriktion der Gefäße und der Bildung der Plaques beeinflusst. Die erhöhte Angst in Verbindung mit pessimistischer Einstellung und antriebslosem Lebensstil hat bei deprimierten Frauen mit KHK eine schlechtere Prognose und einen eingeschränkten Herzrehabilitationsprozess.

### 3.1.2. Das Phänomen Angst und seine Bedeutung für den Patienten im Herzkatheterlabor

Die Pflegediagnosen, die in der Pflegepraxis von KAV angewendet werden, wurden anhand der Nanda-Taxonomie (Nord-American-Nursing-Diagnosis-Association) erstellt. Diese Pflegediagnosen sind wiederum so gegliedert, dass sie einen Menschen bzw. Patienten durch folgende Begriffe umfassen: Luft, Wasser, Nahrung, Ausscheidung, Aktivität und Ruhe, Alleinsein und soziale Interaktion, Abwendung von Gefahren und Integrität der Person. Angst als Phänomen ist dem letzten Begriff zuzuordnen und wurde durch geringfügige, mäßige, ausgeprägte, panische Angst, Todesangst und Furcht definiert. (ALLMER, 2000) Angst als Pflegediagnose wird als ein dunkles, unsicheres Gefühl definiert, dessen Ursache diesen Patienten oft unklar/oder unbekannt ist. Todesangst ist die Furcht, Sorge oder Angst vor dem Sterbeprozess oder dem Tod. Selten aber doch bin ich selbst in der Nacht aufgewacht, ringend nach Luft und in panischer Angst, weil mir bewusst ist, dass ich früher oder später sterben muss. Wenn ich sterbe, dann ist alles für mich persönlich vorüber, da gibt es nichts mehr und dieses Sterben tut womöglich höllisch weh. Andererseits ist Furcht ein Gefühl des Schreckens, das sich auf eine Erkennbare, für diesen Patienten bedeutende Ursache bezieht. (ALLMER, 2000)

Angst als Phänomen ist wie das Leben aller Lebewesen von entscheidender Bedeutung. Im Bildungssystem lernt man schon in der Hauptschule die sogenannte Ernährungspyramide bzw. Ernährungskette. Die Schwachen werden von Starken aufgefressen und an der Spitze der Nahrungskette steht die Spezies „Mensch". Die Schwachen können aber ihr eigenes Leben unter Umständen bewahren um die eigene Art über die Fortpflanzung nicht ausrotten zu lassen, weil sie sich von den Starken Dank der Angst schützen können. Angst ist lebenswichtig, ohne Angst wäre die Existenz eines jeden Lebewesens fraglich. Obwohl die Spezies „Mensch" an der Spitze der Nahrungskette steht, für das Überleben und die weitere Existenz ist Angst von größter Bedeutung. Der Mensch muss sich vor Naturkatastrophen schützen können, der Mensch muss mit Ehrfurcht dem Planeten Erde und dem Universum begegnen und schlussendlich muss der Mensch Angst vor sich selbst haben. Es sind nicht viele Tierarten bekannt, die sich untereinander so vernichten und so töten wie der Homo sapiens. Ätiologie bzw. mögliche Ursachen der Patientenangst, vor allem im intramuralen Bereich, sind unbewusster Konflikt über grundsätzliche Werte, Glaubensfragen und Lebenssinn, positive oder negative Selbstbeeinflussung, unerfüllte Bedürfnisse, zwischenmenschliche Übertragung, drohender Verlust eines Körperteiles oder einer Körperfunktion, unheilbare Krankheit, länger dauernde Invalidität, Todesbedrohung am Ende einer Krankheit, operativer Eingriff und seine Auswirkung, Anästhesie, Bestrahlung, geplante Untersuchungen, Schmerzen, Wissensdefizit, mangelnde Kenntnis über die Behandlung, Scheidung, Trennung, Konflikte, Spannungen, Sprachbarrieren, Unfähigkeit zu Kommunizieren usw. (ALLMER, 2000)

Das Herzkatheterpflegepersonal als erster Ansprechpartner für transferierte Patienten ins Herzkatheterlabor ist mit folgenden Symptomen bzw. Merkmalen der Patientenangst konfrontiert: kardiovaskuläre Erregung, periphere Vasokonstriktion, erweiterte Pupillen, wenig Augenkontakt, Umherschauen, fahrige Bewegungen, vermehrtes Schwitzen, Zittern/Tremor der Hände, Ruhelosigkeit, angespannte Gesichtszüge, zitternde Stimme, beeinträchtigte Mobilität, wiederholtes Fragen, Furcht vor dem Sterben, Nervosität, Übelkeit, Kurzatmigkeit, Muskelanspannung, Erbrechen, Durchfall, Verhaltensauffälligkeiten wie Schreien und Aggression. (ALLMER, 2000) Um diese Angst, die sich auf verschiedenste Art und Weise bei den Patienten artikuliert, zu vermindern bzw. gar dem Patient zu nehmen, ist es wichtig patientenbezogene Ziele zu definieren. Diese Pflegeziele sind, bezogen auf die Pflegediagnose Angst, unter anderem durch zusätzliche und spezielle Pflegemaßnahmen zu erreichen, wonach die Rolle des Herzkatheterpflegepersonals für die Anxiolyse der Patienten vor perkutanen vaskulären Eingriffen sogar quantitativ gemessen werden kann. Das ist das Kernthema dieser Diplomarbeit, in der ich dies mittels Stait-Trait-Angstinventar-Methode bei 186 Patienten gemessen habe.

### 3.1.3. Theoretischer Kontext des STAI-Angst-Models

Das STAI-Angst Model von Spielberger (1966, 1972 und 1975) hat die Beziehung zwischen Angst als Eigenschaft und Angst als Zustand zum zentralen Gegenstand, das Aussagen über situative und persönlichkeitsspezifische Bedingungen die Angstauslösung erlaubt. In diesem Zusammenhang steht besonders die Aufspaltung der Angst in eine kognitive („worry") und eine emotionale Komponente („emotionality") im Vordergrund. Da stellt sich die Frage, wie ich dann zu den beobachtbaren Reaktionen komme, dass ich auch im non-verbalen Bereich durch meine Intuition als Pflegender das Ausmaß der Patientenangst abschätzen kann. Dies ist auch durch die sogenannte Triebtheorie mit Hilfe zweier hypothetischer Konstruktionen erklärbar. Diese Konstruktionen sind Habitstärke (stlr) und Triebstärke (D), wobei es sich bei der Habitstärke um eine Lernkomponente handelt, die sich auf die latente Fähigkeit eines Patienten bezieht, bestimmte, durch die jeweilige Aufgabe determinierte, Reaktionen ausführen zu können. Die Triebstärke wiederum stellt eine amotivationale Komponente dar, die durch die Gesamtheit aller zu einem bestimmten Zeitpunkt im Organismus wirksamen Tendenzen zur Bedürfnisreduktion führt. Habitstärke und Triebstärke stehen in Korrelation und wirken interaktiv aufeinander. Ein Habit wird von der Triebstärke zu einem hypothetischen Reaktionspotenzial aufgeladen, was sich dann zur eine beobachtbaren Reaktion manifestiert, wenn dieses Reaktionspotential einen Wert der größer ist, als der Wert einer hypothetischen Reaktionsschwelle, erreicht. Dabei ist es notwendig dies in Bezug auf chronische Angstreaktionen zu modifizieren bzw. zu berücksichtigen. Taylor (1951, 1953) hat schon damals versucht chronifiziert Unterschiede bzw. das Ausmaß der emotionalen Reagibilität zu erfassen. Die Definition chronischer Angstreaktion lautet wie folgt: „Die chronische Angstreaktion ist gekennzeichnet durch das Vorhandensein durchwegs überhöhter skeletaler und viszeraler Anspannung, die den normalen Lebensrhythmus eines Individuums stören und die für gewöhnlich zu einer Bereitschaft führen, übertriebene und unangemessene Reaktionen bei vergleichsweise nichtigem Anlass zu zeigen."[26]

---

[26] Cameron, 1947; S: 249

### 3.1.3.1. Kognitive Angsttheorien nach STAI

Die kognitiven Angsttheorien nach STAI kann man in drei wichtige Gruppen unterteilen. Die erste Gruppe sind Ansätze, die eine *Angstabwehrtheorie* darstellen, wonach es sich hier um die Wahrnehmung und Verarbeitung angstauslösender Situationen handelt. Die zweite Gruppe wird als *Attributionstheorie* bezeichnet, wonach hier das Erklärungsprinzip für Leistungsunterschiede zwischen Hoch- und Niedrigängstlichen die situationsbedingte und persönlichkeitstypische Einschätzung der eigenen Leistung ist. Meine siebenjährige Tochter, als Niedrigängstliche, hat keine Bedenken als Hauptdarstellerin bei einem Auftritt im Rahmen des Schulfestes aufzutreten, mein fünfjähriger Sohn als Hochängstlicher, benötigt viel elterliche Mühe und Überredungskunst nur als Nebendarsteller auftreten zu können. Es ist naheliegend, dass die Hochängstlichen niemals diese Leistung erbringen können wie die Niedrigängstlichen. Die dritte Gruppe kann als *Prüfungsangsttherorie* beschrieben werden, die sich im wesentlichem mit angstspezifischen Aufmerksamkeitsveränderungen beschäftigt.

Wenn durch eine Reizsituation eine Angstreaktion ausgelöst wird, erzeugt die Angst interne Reize, auf welche mit Abwehr reagiert wird, wobei solche Angstabwehrmechanismen individuell sehr stabil sind. Interessanterweise ist die Vermeidung ein effektiver Abwehrstil in Situationen, in denen eine Beeinträchtigung des Selbstwertes droht (Ich-involvierende-Situationen), nicht aber in Situationen, in denen es darum geht, einer drohenden und tatsächlichen physischen Gefährdung zu entgehen. Die Vermeidung als Abwehrstil wird mit größter Wahrscheinlichkeit für Niedrigängstliche charakteristisch, die Situationen wo Zivilcourage gefragt wird, nicht vermeiden. Selbst wenn es sich um eine physische Gefährdung handelt, werden Hochängstliche Rationalisierung und Intellektualisieren als geeignete Methode wählen, um mit diesen Situationen fertig zu werden. Im Klartext, Rationalisierung und Intellektualisieren sind Abwehrmechanismen der Hochängstlichen und das Vermeidungsverhalten ist der Abwehrmechanismus der Niedrigängstlichen. Houston (1977, 1981) schlussfolgert, dass die bevorzugten Bewältigungsstrategien Hochängstlicher ineffektiv sind, bzw. dass denen offenbar keine effektiven Strategien zur Verfügung stehen. Hochängstliche kommen in Situationen, die Ich-involvierende-Instruktionen beinhalten, bzw. wo das Lösen von schwierigen Aufgaben, bei denen die Patienten das Gefühl haben können zu versagen, gefragt wird, viel schlechter zurecht als in neutralen Situationen. Deswegen leisten Hochängstliche in diesen Situationen immer weniger als Niedrigängstliche. Niedrigängstliche schneiden wiederum in Situationen mit physischer Gefahr schlechter ab als in neutralen Situationen und zeigen dadurch eine schlechtere Leistung als Hochängstliche. Der wichtigste Mediator der diese Leistungsbeeinträchtigung bewirkt, ist der _Stress_. Bei der Zustandsangst ist die Wirkung der Stresskomponente negativ, wonach diese Wirkung leistungsverschlechternd ist. *Attributionstherorie* der Angst kann am besten beim Lernen erklärt werden. Da gilt die Annahme, dass das Lernen leichten Materials als Erfolg, das Lernen schwierigen Materials als Misserfolg wahrgenommen wird. Ich habe persönlich in schriftlichen Prüfungssituationen zuerst leichtere Aufgaben gelöst und am Ende mich mit den schweren Aufgaben auseinandergesetzt. Dies erlebte ich als eine erfolgreiche Strategie und das Versagen habe ich auf mangelnde Anstrengung attribuiert, was ein Charakteristikum der Niedrigängstlichen ist. Auf das Versagen wird mit vermehrtem, verdeckten Üben und größerer Aufmerksamkeit reagiert, was die eigene Leistung erheblich steigert. Das wahrgenommene Versagen attribuieren Hochängstliche durch einen Mangel an Fähigkeit. Dies verursacht eine Abwendung von Aktivitäten, die der Zielerreichung dienen und infolgedessen zu einer Verschlechterung der eigenen Leistung führen.

Bei der *Prüfungsangsttherorie* reagieren Hochängstliche bei einer Prüfungssituation mit vermehrten aufgabenirrelevanten Reaktionstendenzen und schneiden bei der Prüfung schlechter ab als Niedrigängstliche. Bei Spielberger at al. (1976) wird Prüfungsängstlichkeit als eine bereichsspezifische Variante der allgemeinen *Trait*-Angst verstanden. In meiner Studie habe ich keine Rücksicht auf explizite Unterscheidung zwischen Hoch- und Niedrigängstlichen nehmen können. Dies ist im Allgemeinen nicht in diesem Maße relevant, wie ist die Unterscheidung und Erfassung der eigenen Ängstlichkeit im Allgemeinen bzw. momentan. Jeder Mensch hat Angst, naturgemäß hat jeder Patient mit Angst zu tun. Durch _Trait_ habe ich die Information erfasst, wie der Patient im Allgemeinen mit der Angst umgeht, zu Hause, in der Familie, im Berufsalltag, in der Freizeit, im Freundeskreis und allgemein in seinem sozialen Milieu. In diesem Zusammenhang hatte der *Trait*-Angstfragebogen eine informelle Funktion und wird nicht als ein quantitatives Messinstrument angewendet. Viel mehr beeinflusst seine informelle Information eventuelle Modifizierung der zusätzlichen Pflegeinterventionen, die anhand des *State*-Angstfragebogens in Doppelversion eruiert werden soll. Unter doppelter Version versteht man *State*-Erfassung am Vorabend der Herzkatheteruntersuchung und wiederholte *State*-Erfassung unmittelbar nach der Herzkatheterintervention, wenn die Patienten im Bett sind. An dieser Stelle würde ich jeweils 20 Items in Originalfassung mit dazugehöriger deutscher Übersetzung präsentieren. Der STAI-Angstfragebogen STAI-G Form X 1 (*State* – Angst) lautet wie folgt:

1. I feel calm / Ich bin ruhig

2. I feel secure / Ich fühle mich geborgen

3. I am tense / Ich fühle mich angespannt

4. I am regretful / Ich bin bekümmert

5. I feel at ease / Ich bin gelöst

6. I feel upset / Ich bin aufgeregt

7. I am presently worrying over possible misfortunes / Ich bin besorgt, dass etwas schiefgehen könnte

8. I feel rested / Ich fühle mich ausgeruht

9. I feel anxious / Ich bin beunruhigt

10. I feel comfortable / Ich fühle mich wohl

11. I feel self-confident / Ich fühle mich selbstsicher

12. I feel nervous / Ich bin nervös

13. I am jittery / Ich bin zappelig

14. I feel "High strung" / Ich bin verkrampft

15. I am relaxed / Ich bin entspannt

16. I feel content / Ich bin zufrieden

17. I am worried / Ich bin besorgt

18. I feel over-excited and "rattled" / Ich bin überreizt

19. I feel joyful / Ich bin froh

20. I feel pleasant / Ich bin vergnügt. (Siehe Anhang!)

Folgende 20 Items umfassen den STAI-Angstfragebogen STAI-G Form X 2 (*Trait – Angst*):

21. I feel pleasant / Ich bin vergnügt

22. I tire quickly / Ich werde schnell müde

23. I feel like crying / Mir ist zum Weinen zumute

24. I wish I could be as happy as others seem to be / Ich glaube, mir geht es schlechter als anderen Leuten

25. I am losing out on things because I can't make up my mind soon enough / Ich verpasse günstige Gelegenheiten, weil ich mich nicht schnell genug entscheiden kann

26. I feel rested / Ich fühle mich ausgeruht

27. I am "calm, cool, and collected" / Ich bin ruhig und gelassen

28. I feel that difficulties are piling up so that I cannot overcome them / Ich glaube, dass mir meine Schwierigkeiten über den Kopf wachsen

29. I worry too much over something that really doesn't matter / Ich mache mir zuviele Gedanken über unwichtige Dinge

30. I am happy / Ich bin glücklich

31. I am inclined to take things hard / Ich neige dazu, alles schwer zu nehmen

32. I lack self-confidence / Mir fehlt es an Selbstvertrauen

33. I feel secure / Ich fühle mich geborgen

34. I try to avoid facing a crisis or difficulty / Ich mache mir Sorgen über mögliches Mißgeschick

35. I feel blue / Ich fühle mich niedergeschlagen

36. I am content / Ich bin zufrieden

37. Some unimportant thought runs through my mind and bothers me / Unwichtige Gedanken gehen mir durch den Kopf und bedrücken mich

38. I take disappointments so keenly that I can't put them out of my mind / Enttäuschungen nehme ich so schwer, dass ich sie nicht vergessen kann

39. I am a steady person / Ich bin ausgeglichen

40. I get in a state of tension or turmoil as I think over my recent concerns and interests / Ich werde nervös und unruhig, wenn ich an meine derzeitigen Angelegenheiten denke. (Siehe Anhang!)


**3.1.3.2. Patientenbezogene Pflegeziele anhand der Pflegediagnose Angst**

1) Der Patient macht einen ruhigen Eindruck und teilt mit, dass er weniger Angst hat.

2) Der Patient spricht Angstgefühle aus und erkennt wie man sinnvoll mit der Angst umgehen kann.

3) Der Patient äußert genaue Kenntnisse über seine Situation und nimmt aktiv an der Behandlung teil.

4) Der Patient zeigt angemessene Gefühlsreaktionen, verminderte Furcht und bemüht sich um eine Problemlösung.

5) Der Patient berichtet über Schmerzlinderung bzw. Schmerzfreiheit und spricht über seine Gefühle, Ängste, Befürchtungen und Sorgen.

6) Der Patient berichtet, dass er über seinen Gesundheitszustand aufgeklärt ist.

7) Die Angehörigen sind unbedingt in die Begleitung des Patienten eingebunden und über die Behandlung aus pflegerischer Sicht ausreichend informiert. (ALLMER, 2000)

Um diese Pflegeziele zu erreichen bzw. die oberste Hypothese dieser Diplomarbeit zu bestätigen (Das Herzkatheterpflegepersonal spielt eine entscheidende Rolle für die Anxiolyse der Herzkatheterpatienten), war es notwendig, diese Angst wissenschaftlich fundiert durch ein Instrument zu erfassen. Dieses wissenschaftliche Instrument das ich benutzt habe, beruht auf dem Stait-Trait-Angstmodel (STAI).

### 3.1.3.3. Das STAI zur Erfassung von Angst als Zustand und Angst als Eigenschaft bezogen auf die Pflegediagnose Angst

Das STAI umfasst zwei Skalen mit jeweils 20 Punkten die Angst als Zustand (*State*-Angst) und Angst als Eigenschaft (*Trait*-Angst) erfassen.

„Spielerger (1972) definiert Zustandsangst (State-Angst, A-State) als einen emotionalen Zustand, der gekennzeichnet ist durch Anspannung, Besorgtheit, Nervosität, innere Unruhe und Furcht vor Zukünftigen Ereignissen sowie durch eine erhöhte Aktivität des autonomen Nervensystems. Angst als vorübergehender emotionaler Zustand variiert in der Intensität über Zeit und Situationen. Angst als Eigenschaft oder Ängstlichkeit (*Trait*-Angst, A-*Trait*) bezieht sich demgegenüber auf relativ stabile interindividuelle Differenzen in der Neigung, Situationen als bedrohlich zu bewerten und hierauf mit einem Anstieg der Zustandsangst zu reagieren. Hochängstliche tendieren dazu, mehr Situationen als bedrohlich einzustufen und auf solche Situationen mit einem höheren Zustandsangstanstieg zu reagieren als Niedrigängstliche".[27]

### 3.1.3.4. Konzeption des STAI

Die STAI-Angstskala besteht aus 20 Feststellungen, mit denen der Patient beschreiben soll, wie er sich jetzt, das heißt in diesem Moment, fühlt. 10 Feststellungen sind

---
[27] (Spielberger, 1972) L.Laux, P. Glanzmann, P. Schaffner, C.D. Spielberger, STAI, Manual

in Richtung Angst formuliert, wie zum Beispiel „Ich fühle mich angespannt", „Ich bin nervös", Ich bin besorgt" und 10 andere Feststellungen gehen in Richtung Angstfreiheit wie z.b. „ Ich bin ruhig", „Ich fühle mich geborgen", „Ich fühle mich selbstsicher". Die Beantwortung erfolgt auf einer vierstufigen Skala mit Intensitätsangaben: 1) bedeutet überhaupt nicht 2) bedeutet: ein wenig 3) bedeutet: ziemlich 4) bedeutet: sehr.

Bei der *Trait*-Angst Skala des STAI gibt es 20 Feststellungen, mit denen der Patient beschreiben soll, wie er sich im Allgemeinen fühlt. Davon sind 13 Feststellungen in Richtung Angst formuliert, wie z.B. „Ich werde nervös und unruhig, wenn ich an meine derzeitigen Angelegenheiten denke" und 7 andere gehen in Richtung Angstfreiheit wie z.B.: „Ich fühle mich ausgeruht". Die Beantwortung erfolgt wiederum auf einer vierstufigen Skala der Häufigkeitsangaben: 1) fasst nie 2) manchmal 3) oft und 4) fasst immer.

### 3.1.3.5. Auswertung der Studie

In meiner Studie, die ich im Herzkatheterlabor durchgeführt habe, wurden insgesamt 186 Patienten erfasst. Die Dauer der Studie erstreckte sich auf fast ein Jahr, genauer gesagt 11 Monate und 19 Tage. Die Durchführung der Studie erwies sich in manchen Fällen als sehr aufwendig und kompliziert. Da die psychologische und kognitive Komponente eine große Rolle in dieser Studie spielt, hatte die Individualität des Patienten eine bedeutend andere Dimension. Diese Individualität musste bei jedem Patienten auf das Neue berücksichtigt werden. Die auf den ersten Blick einfachen und verhältnismäßig geringen sprachlichen Anforderungen ausgesetzten Fragen, hatten bei manchen Patienten eine tiefgreifende Wirkung bzw. Bedeutung. Dies führte dazu, dass ich eine Drop-out Rate von bis zu 39% hatte. Manche Patienten lehnten die Beteiligung an der Studie von Anfang an ab, manche füllten den Fragebogen unvollständig aus und andere waren sogar mit den gestellten Fragen überfordert gewesen. Die unterste Altersgrenze lag bei 28 Jahren, die Oberste bei 74 Jahren. Ich hatte nicht gemerkt, dass bei den notwendigen intellektuellen Voraussetzungen sich Patienten unter einem Verbal-IQ unter 80 befanden. Allerdings sind viele herzkranke Patienten mit Migrationshintergrund, sodass sie trotz mehrjährigem Aufenthalt in Österreich keine ausreichenden Deutschkenntnisse vorweisen konnten; da diese Patienten auch nicht die englische Sprache beherrschten, habe ich diese nicht in meine Studie einschließen können. Die Deutsche Fassung des STAI hatte bestimmt geringe Abweichungen aufgrund der Übersetzung aus dem Englischen (vor allem sprachliche Differenzen wie z.B.: im Deutschen gibt es nur „Krankheit", im Englischen aber „Disease and illness"). Eine serbische, kroatische bzw. türkische Fassung des STAI war mir nicht bekannt. Da STAI-Fragebogen ein validiertes Instrument ist, ist es nicht zulässig, dass ich eigenmächtig diese Fragen in die kroatische Sprache übersetze. Aufgrund dieser Tatsache ist mir ein relativ großer Anteil der möglichen Stichproben abgegangen. Um diese Studie durchführen zu können, war es erforderlich, die deutsche Sprache sehr gut in Wort und Schrift zu beherrschen. Meine Stichprobe von 186 Patienten war in diesem Fall homogen, da sie zu 95% aus inländischen weiblichen und männlichen Probanden bestand. Diese Homogenität der Stichprobe hat vermutlich mehr Aussagekraft, weil man soziokulturelle, traditionelle oder religiöse Komponenten nicht berücksichtigen musste. Unsere Erfahrung im Herzkatzeterlabor, bzw. unser Alltagswissen besagt, dass z.B. Menschen aus dem arabischen Raum anders mit Angst umgehen, als Menschen aus den nördlichen europäischen Ländern. Vielleicht ist das Angstpensum bei diesen unterschiedlichen Kulturen von der gleichen Intensität, jedoch ist anzunehmen, dass Menschen, die intensiv durch verbale Äußerungen und intensive Gestik und Mimik ihr Unwohlsein zum Ausdruck bringen, in weiterer Folge auch mehr Angst haben.

Der Anteil an Frauen bei meiner Studie beläuft sich auf 36% - was relativ hoch ist. Ich hatte den Eindruck, dass die Frauen durch ihr besseres Gesundheitsbewusstsein und mehr Bereitschaft, sich mit einem Persönlichkeitstest auseinanderzusetzen auch einen relativ großen Beteiligungsanteil erreichten. In diesem Sinne ist der Genderaspekt auf keinen Fall zu vernachlässigen, jedoch sind keine signifikanten Unterschiede im Ängstlichkeitsgrad zwischen Frauen und Männern festzustellen. Eher gewann man den Eindruck, dass die Männer mehr Angst als die Frauen hatten. Meine persönliche Meinung, die wissenschaftlich unüberprüfbar sei, vermutlich doch der Wahrheit bzw. Richtigkeit entspricht, besagt dass sich die Männer in Akutsituationen wirklich auf die momentane, gegenwärtige Situation konzentrieren, Frauen aber nicht. Es ist oft so, dass besonders junge Frauen zwischen 40 und 50 in diesen Akutsituationen weinen und intensive Trauer äußern, aber nicht weil sie denken, dass sie bei der Herzkatheterintervention sterben, sondern sich danach fragen, was im eigenen Leben so alles falsch gelaufen war, warum sie sich scheiden haben müssen, warum sie durch die Alleinerziehung der Kinder überfordert sind, und was alles noch unerledigt geblieben wäre. Die Männer wiederum spiegeln ihre eigene Angst nicht auf vergangene Lebensinhalte und Lebensphasen, bzw. das Erlebte bis dato, sondern fragen sich: wo bin ich jetzt, befinde ich mich in Lebensgefahr, was passiert jetzt und wie wird das ausgehen.

Die Patienten, die STAI-Fragebögen zur Bearbeitung bekamen, hatten keine Zeitbegrenzung. In der Regel benötigt man zwischen 3 und 6 Minuten für eine Skala. In seltenen Fällen, wo der Patient z.B. keine Brille hatte, las ich die Fragen vor und die Patienten gaben mir ihre entsprechenden Antworten. STAI-Fragebögen habe ich wie folgt vorbereitet: Das erste A4 Blatt beinhaltet STAI-G Form X2 (*Trait*-Angst; A-Trait). Dieser Fragebogen erfasst Angst als Eigenschaft bzw. gibt eine Aussage über den Patienten, wie er sich allgemein fühlt. Am Vordruck steht die Anmerkung „Am Vorabend" (siehe Anhang). Das zweite A4-Blatt trägt am Vordruck die Bezeichnung „In der Früh" und beinhaltet STAI-G Form X1 (*State*-Angst; A-State). Bei dieser *State*-Angstskala wird der Patient gebeten zu beschreiben, wie er sich jetzt in diesem Moment fühlt. Hier geht es um die Angst als Zustand, bzw. Zustandsangst als augenblicklichen Gefühlszustand.

Die nächsten drei A4-Blätter beinhalten Patienteninformation und Einwilligungserklärung zur Teilnahme an der klinischen medizinisch-pflegewissenschaftlichen Studie: *Die Rolle des Herzkatheterpflegepersonals für die Anxiolyse der Patienten vor perkutanen vaskulären Eingriffen*. Die Patienten die diese Einwilligungserklärung unterschrieben haben, wurden auch erfasst. Die Patienten, die zum Teil Fragebögen ausgefüllt haben, jedoch keine Einwilligungserklärung unterschrieben haben, wurden in die Drop-out-Rate einberechnet.

Das letzte, sechste A4 Blatt, trägt am Vordruck die Bezeichnung „Nach dem Katheter" und gehört zu STAI-G Form X1 (*State* Angst; A-State). Durch Vergleich beider X1 Formen könnte man feststellen, ob die zusätzlichen Pflegeinterventionen dazu geführt haben, dass sich der Patient weniger fürchtet.

Dies ist gleichzeitig meine Forschungsfrage, dessen Beantwortung von bedeutender Wichtigkeit für unsere Patienten ist. Wenn wir Pflegende als erste Ansprechpartner im Herzkatheterlabor uns mehr engagieren und zusätzliche Pflegeinterventionen anwenden, können wir bestimmt Patientenangst mindern oder sogar ganz verschwinden lassen. Dies erfordert aber einen Nachweis, bzw. wissenschaftliche Belegung. Meine Kolleginnen erahnen so wie ich, dass wir ohnehin mehr zur Minderung der Patientenangst im Herzkatheterlabor beitragen können, wenn wir wollen, jedoch ohne validierte und anerkannte Forschung bzw. wissenschaftlicher Fundierung dürfen wir uns diesen Beitrag nicht zuschreiben.

Die Maßnahmen bzw. Behandlungen, die ausschließlich studienbezogen durchgeführt wurden sind wie folgt:

| Art | Anzahl/Dosis | Zeitraum | Insgesamt |
|---|---|---|---|
| Aufwärmen | 1x Decke, 2 – 3 Frotteetücher | 1 Tag | 1 |
| Musik spielen | 10 min bis 3 Stunden | 1 Tag | 1 |
| STAI Fragebogen | 1x zu Beginn; 1x zum Abschluss | 2 Tage | 2 |
| Pflegevisite auf Station am Vorabend des HKs | 1x zu Beginn auf der Station | 1 Tag | 1 |
| Ausführliche Aufklärung | Prä-, Intra-, Postinterventionell | 1 Tag | 3 |
| Beruhigendes Zureden im Warteraum vor HK | 1x 10-15 min | 1 Tag | 1 |
| Feuchte Tücher auf Stirn | 1 – 2x | 1 Tag | 2 |
| Knierollen | 2x | 1 Tag | 2 |
| Armstützen legen | 2x | 1 Tag | 2 |
| Harnkatheter setzen | 1x zu Beginn | 1 Tag | 1 |

Tabelle 1. Zusätzliche unübliche Pflegemaßnahmen

### 3.1.3.6. Zeitpunkt der Unterfertigung des STAI bzw. TRAI-Fragebogens

Anhand des Protokolls der Diplomstudie vom 30.06.2008, das an die Ethikkommission der Medizinischen Universität Wien weitergeleitet wurde, werden die Patienten mit besonderer Zuwendung betreut und nach einem standardisierten Pflegeprotokoll durch die Untersuchung begleitet. (KÖRTNER, 2004)

Der Behandlungsablauf sieht vor, dass die elektiven Patienten mindestens einen Tag vor der geplanten Herzkatheteruntersuchung stationär aufgenommen werden. In dieser Hinsicht habe ich diese Patienten am Vorabend des Herzkatheters besucht und die Pflegevisite als studienbezogene Zusatzintervention durchgeführt. Die Pflegevisite als Zusatzintervention beinhaltete eine kurze Vorstellung des geplanten Behandlungsteams, Aufklärung über den Untersuchungsablauf, das Eingehen auf alle Fragen, die der Patient noch eventuell hätte, und schließlich die Aufklärung des STAI-Angstinventars. Wenn der Patient sein Mitmachen bei der STAI-Studie einwilligte, wurde er gebeten, sich gleich Zeit zu nehmen um den *Trait*-Angstfragebogen auszufüllen. Der Zeitpunkt des Ausfüllens dieser Fragebögen geschah am *Vorabend* der Untersuchung und diente dazu sich informell ein Bild zu machen, wie der konkrete Patient mit seiner Angst im Allgemeinen umgeht, bzw. wie er sich im Allgemeinen fühlt.

Ausschlaggebende Aussagen, ob zusätzliche Pflegeinterventionen dazu beigetragen haben um die Patientenangst zu mindern oder gar zu nehmen, bietet der *State*-Angstfragebogen. Der Patient, der als nächster in einem der vier Herzkatheterräume behandelt wird, muss vom Pflegepersonal beim hauseigenen Träger bestellt werden. Gleichzeitig wird ein stationärer Bereich informiert, dass der jeweilige Patient bereit zur „Abfahrt" sein muss. Herzkatheter eigene Träger holen den Patienten im sogenannten „Vorraum" ab. Dieser Vorraum befindet sich in einem breiten Durchgang, der sich über alle vier Herzkatheterräume erstreckt. Der Patient muss noch eine gewisse Zeit im Bett in diesem Durchgang warten, bis ein Untersuchungsraum gereinigt und für seine Untersuchung aufbereitet wurde. Zu diesem Zeitpunkt, der die Bezeichnung „in der Früh" trägt, wird der *State*-Angstfragebogen vom Patienten ausgefüllt, um zu erfassen, wie er sich jetzt, d.h. in diesem Moment, fühlt. Die Untersuchung beginnt in Kürze und um einen Vergleich zu erzielen, war es notwendig den augenblicklichen

Gefühlszustand des Patienten mit *State*-Angstfragebogen zu beschreiben. Im Experimentalraum (Zufallsprinzip der Herzkatheterräume) kümmerte sich das Pflegepersonal über einen gewissen Zeitraum besonders um den Patienten und setzte unübliche zusätzliche Maßnahmen, die möglicherweise helfen könnten, die Ängste der Patienten vor der Herzkatheteruntersuchung zu reduzieren.

Ablauftechnisch kommt der Patient nach der Herzkatheterintervention erneut in den Vorraum in welchem der auf den bestellten Krankenträger wartet um wieder in den stationären Bereich zurückgebracht zu werden. Zu diesem Zeitpunkt fühlt der Patient noch einmal den *State*-Angstfragebogen aus. Damit ist die Teilnahme des Patienten an der STAI-Studie beendet, wobei die wichtigsten Parameter der Studie zu diesem Zeitpunkt bereits ausgewertet werden können.

Den Schwerpunkt der Studie stellt der *State*-Angstfragebogen dar, weil man im Herzkatheterlabor vor allem mit dem Zustandsangst des Patienten konfrontiert wird. Die Ergebnisse dieses Vergleichs ergaben eine deutliche bzw. signifikante Angstminderung der Patienten durch zusätzliche unübliche Pflegeinterventionen. Die genauen Ergebnisse sind im nächsten Kapitel erklärbar.

## 4. ERGEBNISSE DER STAI-STUDIE

Als erster Schritt der Auswertung der Fragebogenergebnisse war es notwendig alle Daten in einer Tabelle zu erfassen. Die Patienten wurden aufgrund der Datenschutzbestimmungen durch eine Nummerierung von 1 – 186 bezeichnet. Die Namen und Adressen bzw. andere persönliche Daten der behandelten Personen wurden jedoch bei mir persönlich in einem Tresor aufbewahrt. Nach dem Abschluss meiner Diplomprüfung werden diese Daten von mir persönlich durch einen Aktenvernichter zerstört.

### 4.1. Statistische Kennwerte

Die folgende Tabelle ist einfach der Reihenfolge nach weiblichen und männlichen Patienten aufgeschlüsselt. In der Spalte „Am Vorabend" handelt es sich um einen informellen Wert des Trait-Angstfragebogens. Der Fragebogen der Trait-Angst ist mit Antworten wie: „fast nie", „manchmal", „oft" und „fast immer" zu beantworten gewesen, wobei die Antwort "fast nie" einen statistischen Wert von „1", die Antwort „manchmal" einen statistischen Wert von „2", die Antwort „oft" einen statistischen Wert von „3" und die Antwort „fast immer" einen statistischen Wert von „4" hat. Bei jedem Patienten wurden die statistischen Werte jeder einzelnen Antwort zusammen addiert. Ein Beispiel: Ein Patient hat bei 20 Items die Antwort „fast nie" viermal angekreuzt, somit ist der statistische Wert dieser Antwort 4 Punkte, in weiterer Folge hat der Patient im gleichen Fragebogen von 20 Items die Antwort „oft" fünfmal angekreuzt, somit ist der statistische Wert dieser Antwort 15 Punkte.

Bei der graphischen Darstellung der statistischen Werte jeder einzelnen Antwort kann man über die x- bzw. y-Achse die Signifikanz der Ergebnisse darstellen.

Statistische Ergebnisse und Auswertungsschlüssel erkläre ich in den folgenden Abschnitten durch graphische Darstellungen.

| PATIENT-Nr. | Männlich | Weiblich | AM VORABEND ||||  IN DER FRÜH ||||  NACH KATHETER ||||
|---|---|---|---|---|---|---|---|---|---|---|---|---|---|---|
| | | | FAST NIE | MANCHMAL | OFT | FAST IMMER | ÜBERHAUPT NICHT | EIN WENIG | ZIEMLICH | SEHR | ÜBERHAUPT NICHT | EIN WENIG | ZIEMLICH | SEHR |
| 1 | 1 | | 1 | 10 | 33 | 12 | 3 | 12 | 21 | 16 | 6 | 8 | 12 | 24 |
| 2 | 1 | | 9 | 8 | 15 | 8 | 2 | 16 | 30 | 0 | 8 | 16 | 30 | 0 |
| 3 | 1 | | 5 | 14 | 18 | 8 | 7 | 2 | 0 | 44 | 10 | 0 | 0 | 40 |
| 4 | | 1 | 11 | 6 | 6 | 16 | 11 | 0 | 24 | 4 | 7 | 0 | 6 | 28 |
| 5 | 1 | | 9 | 8 | 15 | 8 | 5 | 16 | 18 | 4 | 9 | 2 | 15 | 20 |
| 6 | 1 | | 16 | 6 | 3 | 0 | 9 | 12 | 3 | 0 | 10 | 10 | 6 | 0 |
| 7 | 1 | | 4 | 8 | 18 | 24 | 5 | 10 | 21 | 12 | 8 | 4 | 3 | 40 |
| 8 | 1 | | 4 | 28 | 6 | 0 | 7 | 20 | 6 | 0 | 7 | 20 | 6 | 0 |
| 9 | | 1 | 0 | 26 | 21 | 0 | 4 | 20 | 15 | 4 | 4 | 18 | 18 | 0 |
| 10 | | 1 | 3 | 18 | 9 | 20 | 7 | 14 | 18 | 0 | 7 | 18 | 9 | 20 |
| 11 | 1 | | 2 | 22 | 15 | 8 | 7 | 8 | 21 | 8 | 8 | 10 | 15 | 8 |
| 12 | | 1 | 3 | 20 | 3 | 24 | 3 | 20 | 3 | 24 | 6 | 20 | 3 | 24 |
| 13 | | 1 | 6 | 14 | 0 | 28 | 8 | 0 | 0 | 52 | 10 | 0 | 0 | 40 |
| 14 | 1 | | 10 | 8 | 3 | 20 | 9 | 0 | 24 | 4 | 9 | 10 | 6 | 0 |
| 15 | 1 | | 5 | 14 | 18 | 12 | 7 | 14 | 24 | 0 | 5 | 28 | 3 | 0 |
| 16 | 1 | | 10 | 6 | 15 | 8 | 9 | 2 | 27 | 4 | 8 | 6 | 18 | 0 |
| 17 | 1 | | 2 | 20 | 24 | 0 | 5 | 14 | 24 | 0 | 8 | 10 | 15 | 8 |
| 18 | 1 | | 5 | 16 | 21 | 0 | 2 | 20 | 24 | 0 | 8 | 4 | 30 | 0 |
| 19 | 1 | | 6 | 16 | 18 | 0 | 5 | 16 | 18 | 4 | 5 | 28 | 3 | 0 |
| 20 | | 1 | 8 | 10 | 12 | 12 | 6 | 14 | 21 | 0 | 7 | 18 | 24 | 0 |
| 21 | 1 | | 5 | 16 | 9 | 16 | 5 | 16 | 21 | 0 | 9 | 2 | 15 | 20 |
| 22 | | 1 | 6 | 14 | 0 | 28 | 6 | 8 | 30 | 0 | 7 | 8 | 27 | 0 |
| 23 | | 1 | 9 | 8 | 12 | 12 | 10 | 8 | 15 | 4 | 10 | 4 | 12 | 16 |
| 24 | 1 | | 2 | 18 | 27 | 0 | 4 | 16 | 18 | 8 | 8 | 4 | 9 | 28 |
| 25 | 1 | | 4 | 22 | 21 | 0 | 6 | 12 | 21 | 4 | 4 | 10 | 30 | 4 |
| 26 | 1 | | 0 | 18 | 6 | 0 | 8 | 8 | 3 | 28 | 7 | 32 | 0 | 16 |
| 27 | 1 | | 4 | 18 | 18 | 4 | 5 | 24 | 12 | 0 | 8 | 14 | 15 | 0 |
| 28 | 1 | | 14 | 4 | 9 | 4 | 8 | 6 | 15 | 20 | 9 | 10 | 3 | 20 |
| 29 | 1 | | 4 | 22 | 21 | 0 | 6 | 20 | 6 | 8 | 4 | 10 | 30 | 4 |
| 30 | | 1 | 5 | 6 | 3 | 40 | 7 | 8 | 21 | 8 | 8 | 10 | 15 | 8 |
| 31 | | 1 | 5 | 18 | 18 | 0 | 6 | 20 | 9 | 0 | 8 | 4 | 30 | 0 |
| 32 | 1 | | 7 | 10 | 6 | 24 | 6 | 20 | 9 | 20 | 7 | 10 | 9 | 16 |
| 33 | 1 | | 7 | 14 | 15 | 4 | 6 | 8 | 27 | 4 | 7 | 4 | 24 | 12 |
| 34 | 1 | | 5 | 16 | 12 | 12 | 7 | 0 | 21 | 8 | 10 | 2 | 18 | 12 |

| | | | | | | | | | | | | | |
|---|---|---|---|---|---|---|---|---|---|---|---|---|---|
| 35 | 1 | | 9 | 8 | 6 | 20 | 3 | 16 | 27 | 0 | 9 | 2 | 18 | 16 |
| 36 | 1 | | 9 | 12 | 15 | 0 | 10 | 10 | 15 | 0 | 10 | 4 | 18 | 8 |
| 37 | 1 | | 8 | 12 | 0 | 24 | 7 | 6 | 24 | 8 | 7 | 6 | 24 | 8 |
| 38 | 1 | | 4 | 22 | 12 | 8 | 8 | 12 | 12 | 8 | 7 | 10 | 18 | 8 |
| 39 | 1 | | 5 | 8 | 18 | 20 | 1 | 8 | 6 | 4 | 8 | 4 | 30 | 0 |
| 40 | 1 | | 8 | 14 | 6 | 12 | 9 | 4 | 18 | 12 | 10 | 0 | 6 | 32 |
| 41 | 1 | | 2 | 8 | 18 | 32 | 0 | 8 | 33 | 20 | 5 | 10 | 6 | 32 |
| 42 | 1 | | 7 | 14 | 15 | 0 | 9 | 0 | 24 | 4 | 9 | 0 | 21 | 16 |
| 43 | 1 | | 10 | 6 | 3 | 24 | 6 | 6 | 30 | 4 | 7 | 8 | 27 | 0 |
| 44 | 1 | | 7 | 12 | 12 | 12 | 3 | 10 | 15 | 4 | 7 | 4 | 24 | 12 |
| 45 | 1 | | 6 | 4 | 21 | 20 | 8 | 2 | 18 | 8 | 9 | 0 | 21 | 16 |
| 46 | 1 | | 2 | 22 | 3 | 24 | 7 | 12 | 6 | 36 | 7 | 10 | 9 | 16 |
| 47 | | 1 | 5 | 8 | 3 | 40 | 4 | 14 | 3 | 32 | 8 | 10 | 15 | 8 |
| 48 | | 1 | 2 | 18 | 15 | 16 | 8 | 12 | 12 | 4 | 10 | 0 | 12 | 24 |
| 49 | 1 | | 8 | 6 | 15 | 16 | 3 | 14 | 21 | 12 | 9 | 2 | 18 | 16 |
| 50 | 1 | | 9 | 10 | 6 | 16 | 6 | 8 | 15 | 12 | 7 | 8 | 27 | 0 |
| 51 | 1 | | 5 | 16 | 18 | 0 | 2 | 14 | 33 | 0 | 7 | 10 | 9 | 16 |
| 52 | | 1 | 10 | 2 | 21 | 8 | 6 | 6 | 30 | 4 | 7 | 8 | 27 | 0 |
| 53 | 1 | | 2 | 12 | 15 | 0 | 0 | 28 | 18 | 0 | 8 | 4 | 30 | 0 |
| 54 | 1 | | 1 | 22 | 24 | 0 | 4 | 12 | 30 | 0 | 9 | 2 | 18 | 16 |
| 55 | 1 | | 5 | 16 | 18 | 4 | 8 | 14 | 15 | 0 | 7 | 10 | 18 | 8 |
| 56 | | 1 | 4 | 14 | 21 | 12 | 4 | 12 | 3 | 32 | 8 | 10 | 15 | 8 |
| 57 | 1 | | 3 | 22 | 15 | 4 | 7 | 6 | 18 | 12 | 7 | 6 | 24 | 8 |
| 58 | | 1 | 18 | 0 | 0 | 4 | 8 | 4 | 0 | 40 | 9 | 2 | 0 | 40 |
| 59 | | 1 | 7 | 10 | 6 | 24 | 2 | 20 | 9 | 20 | 7 | 2 | 18 | 24 |
| 60 | 1 | | 2 | 12 | 9 | 0 | 4 | 16 | 12 | 28 | 6 | 4 | 21 | 18 |
| 61 | 1 | | 2 | 14 | 12 | 4 | 5 | 8 | 15 | 0 | 8 | 2 | 15 | 8 |
| 62 | 1 | | 7 | 10 | 6 | 12 | 9 | 10 | 9 | 4 | 9 | 12 | 9 | 0 |
| 63 | 1 | | 9 | 18 | 9 | 8 | 7 | 6 | 12 | 12 | 8 | 10 | 12 | 0 |
| 64 | 1 | | 3 | 22 | 15 | 16 | 3 | 14 | 6 | 0 | 9 | 4 | 9 | 8 |
| 65 | | 1 | 5 | 10 | 18 | 20 | 2 | 10 | 15 | 0 | 9 | 8 | 18 | 24 |
| 66 | 1 | | 1 | 8 | 9 | 12 | 5 | 2 | 18 | 16 | 7 | 12 | 24 | 8 |
| 67 | 1 | | 1 | 16 | 12 | 0 | 7 | 12 | 21 | 4 | 8 | 10 | 9 | 0 |
| 68 | 1 | | 4 | 18 | 9 | 4 | 3 | 8 | 12 | 8 | 7 | 2 | 15 | 36 |
| 69 | | 1 | 10 | 18 | 15 | 0 | 4 | 4 | 30 | 4 | 10 | 2 | 18 | 8 |
| 70 | | 1 | 7 | 8 | 18 | 12 | 2 | 12 | 27 | 12 | 10 | 6 | 24 | 8 |
| 71 | 1 | | 5 | 12 | 21 | 12 | 5 | 18 | 21 | 20 | 8 | 4 | 9 | 4 |
| 72 | 1 | | 3 | 8 | 24 | 8 | 9 | 10 | 12 | 8 | 9 | 8 | 6 | 16 |
| 73 | 1 | | 8 | 0 | 6 | 12 | 7 | 8 | 18 | 20 | 8 | 2 | 30 | 20 |
| 74 | 1 | | 3 | 14 | 9 | 20 | 3 | 6 | 15 | 0 | 9 | 0 | 24 | 12 |
| 75 | | 1 | 4 | 18 | 15 | 8 | 8 | 8 | 9 | 12 | 10 | 2 | 27 | 8 |
| 76 | | 1 | 3 | 20 | 12 | 12 | 10 | 4 | 6 | 0 | 8 | 0 | 12 | 16 |
| 77 | 1 | | 9 | 24 | 6 | 12 | 4 | 0 | 12 | 0 | 7 | 4 | 9 | 8 |
| 78 | 1 | | 10 | 10 | 9 | 4 | 6 | 4 | 18 | 4 | 7 | 12 | 15 | 24 |

| | | | | | | | | | | | | | |
|---|---|---|---|---|---|---|---|---|---|---|---|---|---|
| 79 | 1 | | 2 | 8 | 18 | 16 | 9 | 12 | 21 | 20 | 6 | 8 | 21 | 12 |
| 80 | 1 | | 2 | 12 | 15 | 20 | 11 | 16 | 33 | 16 | 9 | 6 | 27 | 8 |
| 81 | 1 | | 4 | 8 | 21 | 12 | 5 | 8 | 24 | 8 | 8 | 8 | 0 | 12 |
| 82 | | 1 | 7 | 0 | 12 | 4 | 9 | 6 | 21 | 12 | 5 | 4 | 21 | 0 |
| 83 | 1 | | 3 | 14 | 9 | 12 | 5 | 10 | 12 | 16 | 7 | 2 | 12 | 4 |
| 84 | 1 | | 2 | 20 | 15 | 4 | 3 | 2 | 9 | 4 | 7 | 2 | 9 | 20 |
| 85 | | 1 | 1 | 22 | 24 | 16 | 7 | 14 | 15 | 8 | 10 | 6 | 15 | 40 |
| 86 | | 1 | 9 | 22 | 21 | 8 | 4 | 12 | 27 | 12 | 8 | 14 | 24 | 24 |
| 87 | 1 | | 8 | 12 | 15 | 12 | 8 | 10 | 30 | 16 | 10 | 10 | 30 | 8 |
| 88 | 1 | | 10 | 8 | 18 | 4 | 9 | 6 | 9 | 8 | 9 | 18 | 15 | 28 |
| 89 | 1 | | 7 | 6 | 12 | 20 | 1 | 8 | 12 | 20 | 7 | 8 | 9 | 12 |
| 90 | 1 | | 4 | 10 | 9 | 24 | 9 | 14 | 6 | 28 | 6 | 12 | 12 | 32 |
| 91 | 1 | | 5 | 12 | 12 | 12 | 0 | 2 | 18 | 8 | 7 | 20 | 15 | 40 |
| 92 | 1 | | 5 | 16 | 6 | 8 | 10 | 12 | 21 | 0 | 9 | 6 | 24 | 12 |
| 93 | 1 | | 8 | 20 | 6 | 16 | 1 | 0 | 27 | 0 | 7 | 8 | 9 | 4 |
| 94 | | 1 | 6 | 14 | 12 | 12 | 3 | 10 | 18 | 24 | 8 | 16 | 6 | 16 |
| 95 | | 1 | 3 | 10 | 18 | 12 | 7 | 14 | 9 | 20 | 11 | 12 | 18 | 0 |
| 96 | | 1 | 4 | 8 | 12 | 4 | 5 | 10 | 12 | 12 | 7 | 8 | 24 | 28 |
| 97 | 1 | | 4 | 8 | 24 | 0 | 3 | 8 | 33 | 4 | 8 | 10 | 6 | 12 |
| 98 | | 1 | 1 | 10 | 12 | 20 | 11 | 6 | 21 | 4 | 6 | 22 | 12 | 20 |
| 99 | 1 | | 2 | 12 | 9 | 28 | 9 | 12 | 12 | 12 | 7 | 6 | 21 | 16 |
| 100 | 1 | | 2 | 14 | 9 | 12 | 8 | 6 | 15 | 8 | 10 | 10 | 24 | 8 |
| 101 | | 1 | 7 | 12 | 21 | 16 | 6 | 4 | 18 | 8 | 11 | 12 | 30 | 8 |
| 102 | 1 | | 10 | 18 | 24 | 20 | 9 | 4 | 12 | 12 | 7 | 8 | 18 | 16 |
| 103 | 1 | | 2 | 22 | 30 | 12 | 7 | 10 | 27 | 16 | 6 | 12 | 21 | 4 |
| 104 | 1 | | 7 | 26 | 15 | 16 | 5 | 12 | 12 | 4 | 9 | 10 | 6 | 28 |
| 105 | 1 | | 3 | 24 | 9 | 20 | 9 | 14 | 15 | 8 | 10 | 8 | 0 | 32 |
| 106 | | 1 | 4 | 20 | 18 | 12 | 5 | 6 | 21 | 12 | 7 | 20 | 12 | 24 |
| 107 | 1 | | 8 | 16 | 21 | 16 | 5 | 8 | 12 | 4 | 8 | 16 | 18 | 16 |
| 108 | 1 | | 11 | 20 | 27 | 8 | 3 | 4 | 15 | 8 | 10 | 10 | 21 | 4 |
| 109 | | 1 | 2 | 10 | 18 | 12 | 7 | 10 | 12 | 0 | 9 | 12 | 27 | 0 |
| 110 | | 1 | 2 | 8 | 9 | 16 | 4 | 12 | 9 | 20 | 6 | 18 | 9 | 40 |
| 111 | 1 | | 4 | 16 | 15 | 12 | 7 | 16 | 12 | 12 | 7 | 4 | 15 | 24 |
| 112 | 1 | | 5 | 12 | 6 | 20 | 10 | 12 | 15 | 0 | 10 | 10 | 18 | 8 |
| 113 | 1 | | 8 | 8 | 21 | 8 | 9 | 8 | 9 | 4 | 5 | 6 | 24 | 8 |
| 114 | 1 | | 2 | 10 | 9 | 12 | 7 | 8 | 12 | 12 | 5 | 8 | 30 | 4 |
| 115 | | 1 | 7 | 8 | 15 | 8 | 5 | 12 | 24 | 8 | 7 | 12 | 18 | 20 |
| 116 | | 1 | 9 | 14 | 15 | 16 | 10 | 4 | 18 | 20 | 8 | 10 | 9 | 28 |
| 117 | 1 | | 3 | 12 | 24 | 20 | 9 | 8 | 9 | 4 | 7 | 8 | 21 | 8 |
| 118 | 1 | | 2 | 10 | 27 | 12 | 5 | 10 | 30 | 12 | 11 | 12 | 15 | 20 |
| 119 | 1 | | 7 | 8 | 21 | 8 | 5 | 4 | 33 | 20 | 9 | 8 | 9 | 16 |
| 120 | 1 | | 9 | 12 | 9 | 24 | 4 | 8 | 27 | 0 | 11 | 10 | 24 | 8 |
| 121 | 1 | | 7 | 16 | 12 | 20 | 7 | 12 | 15 | 8 | 7 | 16 | 15 | 24 |
| 122 | 1 | | 0 | 20 | 18 | 12 | 2 | 6 | 9 | 4 | 5 | 8 | 9 | 12 |

| | | | | | | | | | | | | |
|---|---|---|---|---|---|---|---|---|---|---|---|---|
| 123 | | 1 | 13 | 8 | 9 | 16 | 11 | 16 | 12 | 8 | 9 | 12 | 18 | 36 |
| 124 | | 1 | 8 | 12 | 6 | 12 | 5 | 8 | 9 | 12 | 10 | 20 | 18 | 40 |
| 125 | 1 | | 6 | 18 | 6 | 8 | 7 | 6 | 15 | 4 | 2 | 24 | 3 | 16 |
| 126 | 1 | | 9 | 10 | 18 | 20 | 3 | 14 | 18 | 20 | 10 | 18 | 9 | 24 |
| 127 | 1 | | 10 | 6 | 21 | 24 | 4 | 6 | 24 | 24 | 8 | 10 | 15 | 28 |
| 128 | | 1 | 2 | 0 | 30 | 12 | 4 | 10 | 12 | 28 | 7 | 6 | 3 | 16 |
| 129 | 1 | | 7 | 16 | 12 | 8 | 9 | 12 | 9 | 4 | 9 | 10 | 18 | 8 |
| 130 | 1 | | 14 | 12 | 15 | 16 | 10 | 8 | 15 | 16 | 5 | 14 | 24 | 8 |
| 131 | 1 | | 3 | 14 | 9 | 20 | 2 | 12 | 24 | 8 | 6 | 12 | 15 | 20 |
| 132 | | 1 | 6 | 12 | 6 | 28 | 1 | 6 | 21 | 20 | 7 | 6 | 9 | 16 |
| 133 | 1 | | 9 | 10 | 9 | 16 | 8 | 10 | 15 | 12 | 11 | 18 | 12 | 12 |
| 134 | | 1 | 3 | 18 | 15 | 12 | 6 | 8 | 9 | 4 | 8 | 14 | 6 | 20 |
| 135 | | 1 | 5 | 22 | 21 | 8 | 5 | 12 | 12 | 4 | 5 | 12 | 18 | 8 |
| 136 | 1 | | 10 | 8 | 18 | 4 | 9 | 10 | 9 | 12 | 5 | 8 | 24 | 12 |
| 137 | 1 | | 9 | 8 | 21 | 16 | 2 | 6 | 18 | 8 | 4 | 10 | 18 | 8 |
| 138 | 1 | | 5 | 10 | 24 | 20 | 4 | 14 | 24 | 16 | 6 | 12 | 6 | 20 |
| 139 | 1 | | 5 | 20 | 27 | 24 | 1 | 12 | 15 | 0 | 9 | 8 | 15 | 24 |
| 140 | | 1 | 2 | 22 | 21 | 32 | 3 | 8 | 9 | 0 | 7 | 6 | 9 | 20 |
| 141 | | 1 | 1 | 16 | 12 | 20 | 2 | 6 | 12 | 20 | 7 | 0 | 18 | 32 |
| 142 | 1 | | 11 | 12 | 12 | 12 | 7 | 10 | 18 | 4 | 5 | 4 | 24 | 40 |
| 143 | 1 | | 14 | 18 | 15 | 8 | 9 | 12 | 12 | 6 | 3 | 0 | 30 | 8 |
| 144 | 1 | | 7 | 12 | 6 | 12 | 7 | 6 | 9 | 20 | 9 | 12 | 15 | 16 |
| 145 | 1 | | 5 | 8 | 3 | 16 | 11 | 10 | 15 | 4 | 10 | 0 | 12 | 20 |
| 146 | 1 | | 4 | 10 | 12 | 20 | 8 | 4 | 21 | 8 | 2 | 28 | 6 | 4 |
| 147 | 1 | | 9 | 22 | 9 | 24 | 4 | 8 | 27 | 12 | 9 | 20 | 0 | 12 |
| 148 | 1 | | 8 | 24 | 15 | 28 | 4 | 12 | 30 | 8 | 9 | 10 | 24 | 0 |
| 149 | 1 | | 7 | 16 | 21 | 16 | 7 | 10 | 21 | 20 | 7 | 6 | 30 | 8 |
| 150 | | 1 | 4 | 10 | 18 | 8 | 9 | 8 | 33 | 4 | 5 | 10 | 18 | 8 |
| 151 | 1 | | 6 | 8 | 21 | 12 | 10 | 12 | 15 | 16 | 3 | 2 | 15 | 24 |
| 152 | 1 | | 10 | 14 | 27 | 20 | 2 | 10 | 21 | 20 | 4 | 18 | 9 | 8 |
| 153 | | 1 | 12 | 18 | 12 | 24 | 6 | 6 | 12 | 4 | 8 | 6 | 18 | 4 |
| 154 | | 1 | 9 | 22 | 9 | 8 | 9 | 10 | 9 | 0 | 7 | 10 | 12 | 20 |
| 155 | | 1 | 7 | 10 | 12 | 12 | 3 | 8 | 33 | 8 | 10 | 4 | 6 | 28 |
| 156 | | 1 | 5 | 12 | 9 | 8 | 3 | 4 | 15 | 0 | 7 | 12 | 18 | 16 |
| 157 | 1 | | 5 | 8 | 15 | 16 | 10 | 10 | 6 | 0 | 9 | 10 | 21 | 8 |
| 158 | 1 | | 1 | 14 | 18 | 20 | 9 | 8 | 0 | 12 | 6 | 8 | 21 | 12 |
| 159 | 1 | | 3 | 6 | 3 | 12 | 7 | 16 | 21 | 16 | 8 | 6 | 9 | 16 |
| 160 | 1 | | 10 | 12 | 9 | 24 | 4 | 20 | 27 | 4 | 8 | 8 | 15 | 24 |
| 161 | 1 | | 0 | 10 | 21 | 8 | 6 | 4 | 12 | 8 | 11 | 12 | 6 | 20 |
| 162 | | 1 | 12 | 8 | 24 | 12 | 9 | 10 | 15 | 4 | 9 | 16 | 3 | 8 |
| 163 | | 1 | 7 | 14 | 27 | 24 | 3 | 8 | 18 | 12 | 8 | 8 | 15 | 20 |
| 164 | 1 | | 8 | 10 | 15 | 20 | 5 | 16 | 21 | 8 | 10 | 12 | 9 | 12 |
| 165 | | 1 | 3 | 8 | 6 | 12 | 5 | 6 | 9 | 0 | 7 | 16 | 12 | 24 |

| | | | | | | | | | | | | | | |
|---|---|---|---|---|---|---|---|---|---|---|---|---|---|---|
| 166 | 1 | | 5 | 22 | 9 | 8 | 9 | 10 | 12 | 12 | 5 | 22 | 15 | 8 |
| 167 | 1 | | 8 | 20 | 15 | 20 | 1 | 12 | 9 | 20 | 9 | 18 | 18 | 4 |
| 168 | 1 | | 4 | 12 | 12 | 24 | 10 | 6 | 33 | 24 | 12 | 12 | 12 | 20 |
| 169 | | 1 | 2 | 10 | 9 | 12 | 7 | 18 | 12 | 4 | 2 | 8 | 18 | 32 |
| 170 | 1 | | 5 | 8 | 12 | 8 | 8 | 12 | 9 | 8 | 7 | 10 | 9 | 40 |
| 171 | 1 | | 8 | 14 | 3 | 12 | 4 | 8 | 21 | 12 | 9 | 4 | 27 | 0 |
| 172 | | 1 | 8 | 18 | 9 | 8 | 6 | 18 | 12 | 4 | 6 | 12 | 21 | 8 |
| 173 | 1 | | 9 | 22 | 12 | 20 | 3 | 12 | 18 | 16 | 10 | 8 | 30 | 28 |
| 174 | 1 | | 1 | 24 | 15 | 28 | 8 | 4 | 24 | 12 | 5 | 14 | 24 | 20 |
| 175 | 1 | | 10 | 20 | 6 | 32 | 10 | 0 | 9 | 4 | 7 | 6 | 9 | 12 |
| 176 | | 1 | 7 | 28 | 12 | 20 | 9 | 8 | 15 | 8 | 11 | 10 | 12 | 24 |
| 177 | | 1 | 9 | 32 | 15 | 16 | 2 | 12 | 12 | 12 | 3 | 14 | 18 | 8 |
| 178 | 1 | | 3 | 30 | 24 | 12 | 5 | 16 | 21 | 16 | 9 | 8 | 24 | 12 |
| 179 | 1 | | 4 | 8 | 21 | 8 | 6 | 20 | 27 | 24 | 7 | 8 | 9 | 16 |
| 180 | | 1 | 7 | 28 | 18 | 8 | 8 | 8 | 9 | 20 | 10 | 16 | 15 | 20 |
| 181 | | 1 | 5 | 20 | 15 | 12 | 9 | 12 | 24 | 8 | 9 | 12 | 3 | 8 |
| 182 | | 1 | 10 | 12 | 12 | 16 | 10 | 6 | 12 | 0 | 7 | 4 | 24 | 4 |
| 183 | | 1 | 4 | 30 | 9 | 4 | 4 | 8 | 33 | 16 | 6 | 10 | 18 | 8 |
| 184 | 1 | | 11 | 24 | 12 | 20 | 3 | 10 | 15 | 8 | 9 | 8 | 9 | 20 |
| 185 | 1 | | 3 | 12 | 15 | 12 | 1 | 4 | 6 | 4 | 5 | 12 | 21 | 16 |
| 186 | 1 | | 7 | 18 | 3 | 16 | 7 | 12 | 18 | 20 | 7 | 10 | 12 | 28 |
| | | | 1090 | 2819 | 2580 | 2472 | 1107 | 1836 | 3117 | 1846 | 1421 | 1729 | 3066 | 2738 |

Tabelle 2. Anzahl der Punkte der STAI Auswertung

In der Tabelle 2 sind vor allem Summen am Ende der Tabelle für die endgültige Auswertung relevant. Es muss für alle Items eine erwünschte Antwort im Idealfall eruiert werden. Es bedeutet, dass bei dem Item „ich fühle mich angespannt", die ideale bzw. erwünschte Antwort „ÜBERHAUPT NICHT" wäre. Diese Antwort würde für 9 weitere Items auch gelten, wie z.B. „ich bin bekümmert", „ich bin aufgeregt", „ich bin beunruhigt", usw. Da die Antwort „überhaupt nicht" nur einen Punkt wert ist, bedeutet es, dass die maximale Anzahl der Punkte im Idealfall pro Patient 10 wäre. In diesem Fall wünschte ich mir bei 186 Patienten, im Bezug auf die Antwort „ÜBERHAUPT NICHT", ein Endergebnis von 1860 Punkten. Diese Anzahl bewerte ich mit 100%, um den tatsächlichen prozentuellen Wert der Ergebnisse vor dem bzw. nach dem Katheter ausrechnen zu können. Wenn ich einen besseren prozentuellen Wert nach dem Katheter als in der Früh erzielen kann, dann haben die vorgeschlagenen zusätzlichen Pflegeinterventionen ihre positive Wirkung bei der Minderung der Patientenangst erreicht.

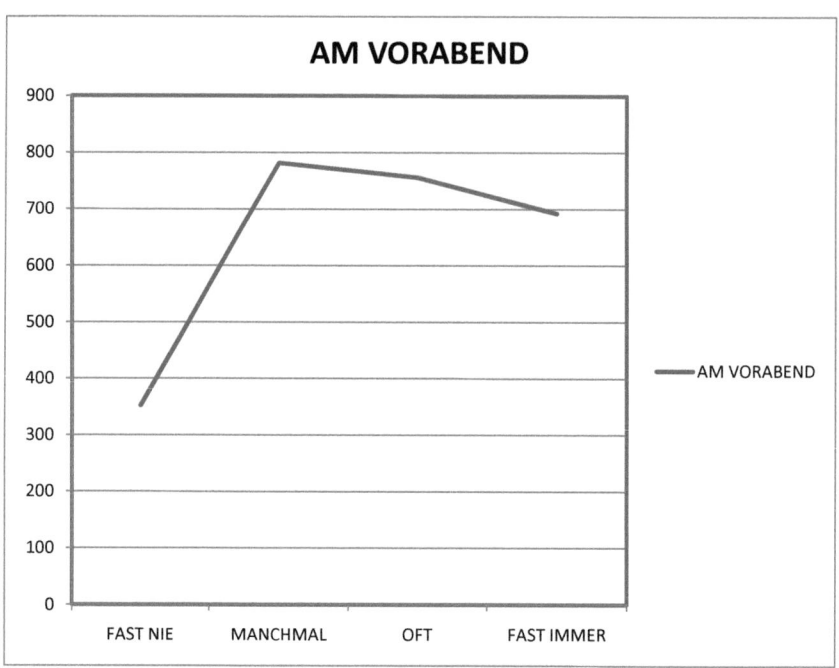

Abbildung 4. Trait Fragebogen Ergebnis am Vorabend der Untersuchung

In dem Fragebogen STAI-G, Form X2, findet man eine Reihe von Feststellungen mit denen man sich selbst beschreiben kann. Die Patienten wurden angewiesen, jede Feststellung durchzulesen und aus den vier Antworten jene Antwort auszuwählen, welche angibt, wie sie sich **im Allgemeinen** fühlen. In der Abbildung 4 ist zu erkennen, dass die Antwort „MANCHMAL" am häufigsten zutrifft bzw., dass die Antwort „FAST NIE" am seltensten vorkommt. Zwischen den Antworten „OFT" und „FAST IMMER" besteht eine Diskrepanz, die keinen signifikanten Wert hat, verglichen mit der Diskrepanz zwischen den Antworten „FAST NIE" und „MANCHMAL". Die *Trait*-Angstskala (STAI-G Form X2) hat zwar einen informellen Charakter, es sind jedoch diese Werte zu berücksichtigen, um hochängstliche Patienten zu identifizieren. Der Summenwert der *Trait*-Angstskala kennzeichnet die interindividuellen Differenzen in der Tendenz, die Situationen als bedrohlich zu bewerten und hierauf mit einem Anstieg der Zustandsangst zu reagieren. Im Klartext ist gemeint: Die Patienten haben am Vorabend der Untersuchung den *Trait*-Angst-Fragebogen ausgefüllt und damit eine Erstinformation für meine Studie über eine Prognose der individuellen Angstentwicklung ermöglicht. Dies bedeutet, dass hochängstliche Patienten mehr Situationen als bedrohlich einstufen und hierauf mit höherer Zustandsangst reagieren als Niedrigängstliche. Deshalb habe ich in meiner Studie informellen Charakter der *Trait*-Angstskala berücksichtigen müssen, weil es bei unterschiedlichen Patienten auch zu einem unterschiedlichen Anstieg der Zustandsangst kommt. Dies hat Einfluss auf den Schwerpunkt meiner Untersuchung: die Auseinandersetzung mit der *State*-Angstskala. Im Herzkatheterlabor geht es vor allem darum, die Zustandsangst der Patienten zu mindern und in einem erträglichen Ausmaß zu halten.

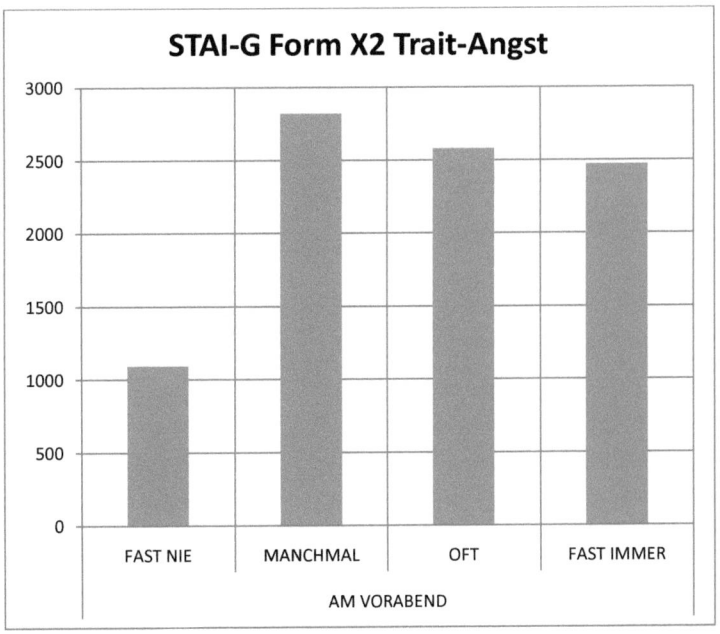

Abbildung 5. Trait Fragebogen am Vorabend der Untersuchung anders dargestellt

In der Abbildung 5. Trait Fragebogen am Vorabend der Untersuchung anders dargestellt sind noch einmal die Unterschiede zwischen den verschiedenen Antworten deutlich zu sehen.

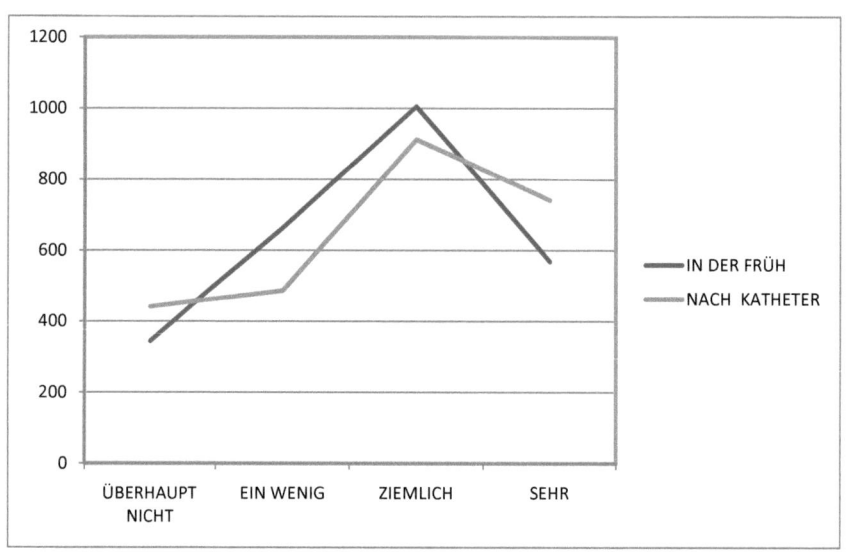

Abbildung 6. State Fragebogen in der Früh und nach dem Katheter

In der Tabelle 2 ist deutlich zu sehen dass „in der Früh" die Antwort „überhaupt nicht" 1107 Punkte beträgt. Diese Zahl dividiert durch 1860 macht 59,52%. Damit bin ich weit entfernt vom Ideal, den Erwünschten 100%. Die Aufgabe ist es, diesen Wert von 59,52% möglichst stark zu steigern. Nach dem Einsatz der unüblichen, zusätzlichen Pflegeinterventionen, bzw. „nach dem Katheter", beträgt diese Anzahl 1421 Punkte. Wenn man dies durch 1860 dividiert, erreicht man einen prozentuellen Wert von 76,40%. Das ist eine deutliche Steigerung von etwa 17%.

In diesem Sinne sind die restlichen 10 Items des *State*-Fragebogens im Idealfall mit der Antwort „sehr" am besten bedient. Es ist bei den Items „ich bin ruhig", „ich fühle mich geborgen", „ich fühle mich wohl", „ich bin entspannt", usw. natürlich die Antwort „sehr" erwünscht. Da diese Antwort 4 Punkte wert ist, bedeutet es, dass im Idealfall die Gesamtanzahl der Punkte pro Patient 40 ausmacht. Bei 186 Patienten macht es 7440 Punkte. Diese Anzahl bewerte ich mit 100%.

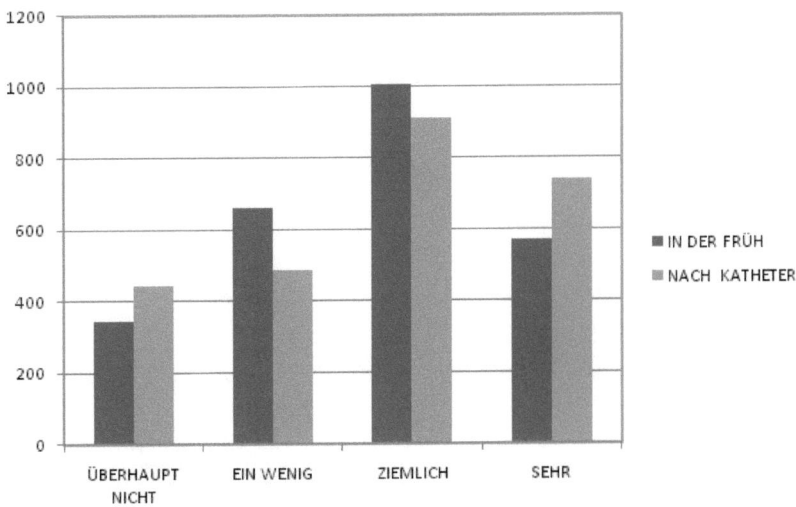

Abbildung 7. State Fragebogen in der Früh und nach dem Katheter anders dargestellt

Wenn man bedenkt dass „in der Früh" die Antwort „sehr" nur 1846 Punkte ausmacht, diese dann durch 7440 dividiert, erreicht man einen Wert von 24,81%. „Nach Katheter" ist die Antwort „sehr" ganze 2738 Punkte wert ist, was einen prozentuellen Wert von 36,80% erreicht. Dies bedeutet einen Unterschied von etwa 12%, was einen doch signifikanten Wert hat. Wenn man nur von ein paar Prozenten „reden" würde, könnte man die Relevanz der Ergebnisse ernsthaft hinterfragen. Da hier Werte über 10% hinaus erreicht werden, sind die Ergebnisse auf jeden Fall signifikant.

Um diese Rückschlüsse noch einmal zu verdeutlichen, ist es von Bedeutung die *Stanine* Werte zu ermitteln. Im Mittelfeld stehen die Antworten „ein wenig" und „ziemlich". Da die Antwort „ein wenig" 2 Punkte wert ist, und im Idealfall pro Patient zehnmal vorkommen sollte, dann beträgt der Gesamtwert 20 Punkte pro Patient. Als *Stanine* im <u>Erwünschten</u> ist die Gesamtanzahl der Punkte 3720, eine Zahl die 100% wert ist. Also, im Idealfall würden alle 186 Patienten die Antwort „ein wenig" 1860 (ein tausend acht hundert sechzigmal) ankreuzen, um eine Zahl von 3720 Punkten zu erreichen.

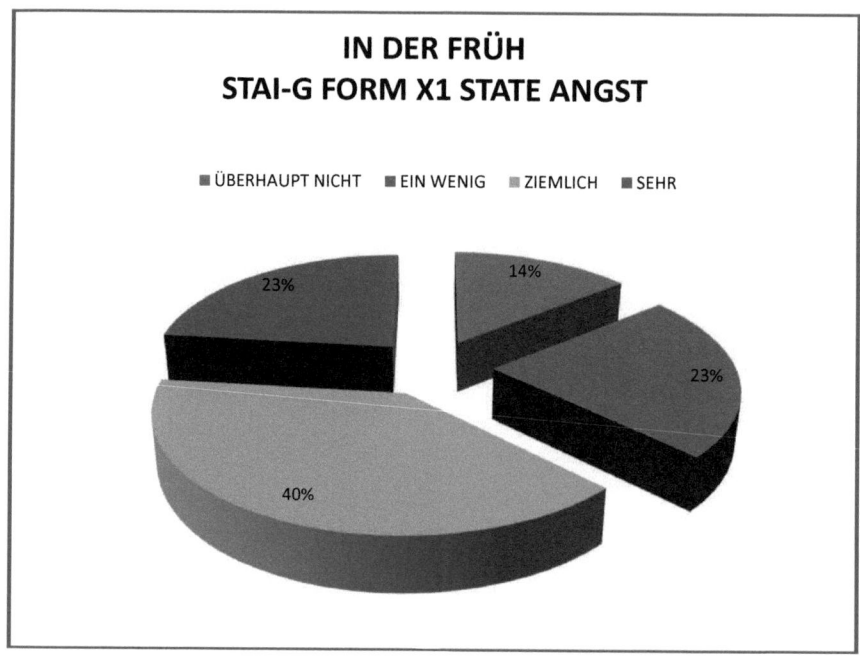

Abbildung 8. Kuchenförmige Darstellung der Ergebnisse

Das gleiche Schema ist bei der Antwort „ziemlich" anzuwenden. Diese Antwort ist 3 Punkte wert und sollte im Idealfall zehnmal pro Patient vorkommen, sodass *Stanine* im *Erwünschten* 30 Punkte ausmacht. Diese Zahl multipliziert mit 186 Patienten macht insgesamt 5580 Punkte aus, was jedoch einem Wert von 100% entspricht.

Wenn man die Tabelle 2 betrachtet bzw. nachfolgende Graphiken, dann stellt man fest, dass die Situation nach dem Katheter schlechter als in der Früh ist. Und zwar wie folgt: „in der Früh" ist Gesamtanzahl der Punkte bei der Antwort „ein wenig" 1836, was dividiert durch 3720 einen Wert von 49,35% ausmacht. Nach dem Katheter ist eine Gesamtanzahl der Punkte von 1729 zu verzeichnen, was dividiert durch 3720 einen Wert von 46,47% beträgt. Es bedeutet, dass bei der Antwort „ein wenig" eine Verschlechterung von 2,88% besteht. Es stellt sich die Frage, wie dies möglich ist? Der gleiche Trend ist bei der Antwort „ziemlich" festzustellen. Bei dieser Antwort beträgt die Gesamtanzahl der Punkte in der Früh 3117, was dividiert durch 5580 einen Wert von 55,86% ausmacht.

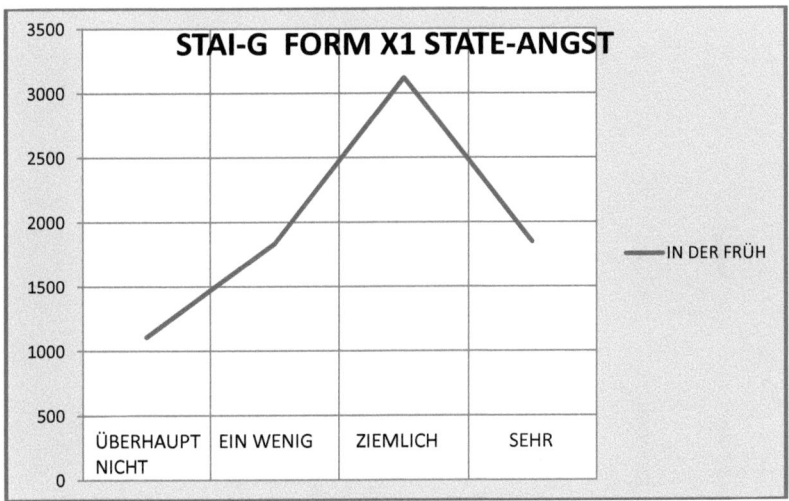

Abbildung 9. State Fragebogen in der Früh

Wen man die Gesamtanzahl der Punkte von 3066 nach dem Katheter durch 5580 dividiert, bekommt man ein Wert von 54,95%, was eine Verschlechterung von 0,91% bedeutet. Die Frage ist, warum man hier eine Verschlechterung zu verzeichnen hat, obwohl man bei den Idealantworten „ÜBERHAUPT NICHT" und „SEHR" signifikante Verbesserungen hat?!

## 4.2. Diskussion der Ergebnisse

Die Verbesserung bedeutet, dass sich Patienten nach dem Katheter wesentlich weniger fürchten als in der Früh, vor dem Katheter. Abgenommene Angst der Patienten ist grundsätzlich einmal den vorgeschlagenen zusätzlichen Pflegeinterventionen zu „verdanken". Trotz meiner wissenschaftlichen Evidenz sind jedoch, wie in fast jeder anderen Studie, Verfälschungen entstanden. Wenn ich annehme, dass bei der Antwort „überhaupt nicht" im Idealfall 10 Punkte zu erreichen sind, dann aber nur bei bestimmten Items.

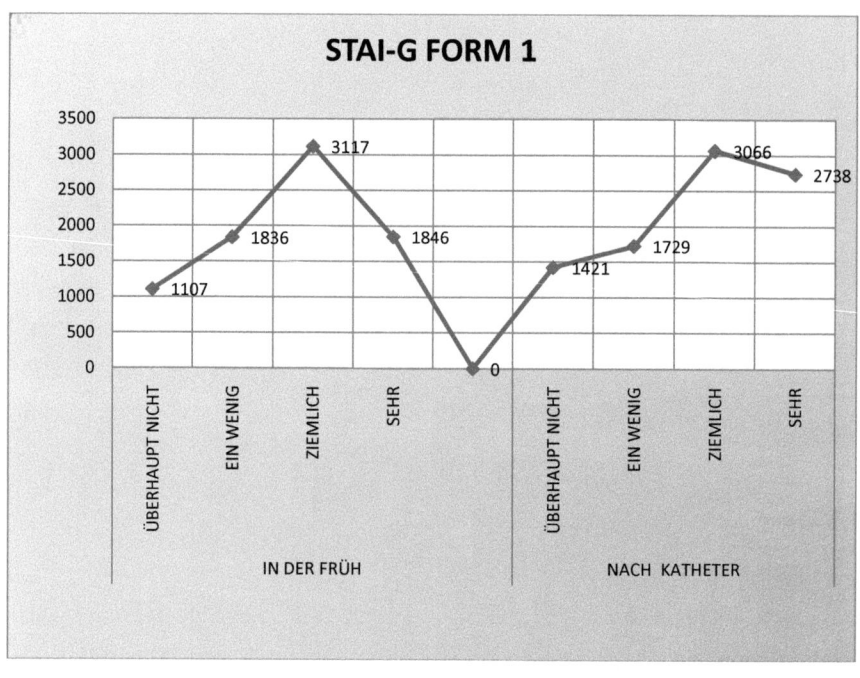

Abbildung 10. Anzahl der Punkte bei State Fragebogen in der Früh und nach dem Katheter

Der Patient kann sogar mehr als 10 Punkte bei dieser Antwort ankreuzen, jedoch keine erwünschten. Dann spricht man von prozentueller hoher, mittlerer bzw. niedriger *Verfälschung*. Diese Verfälschungen bzw. Abweichungen sind am besten durch die Fragebogen selbst nachzuvollziehen. (Siehe Anhang 3) Die Items des State-Angst Fragebogens wurden von mir während der Auswertung durch vier Farben gekennzeichnet. Gelb, grün, pink und blau stellen Idealantworten dar, sowohl im Bereich des 100% Werts, als auch die *Stanine* Werte durch grün und pink. Dementsprechend habe ich eine Schablone, die vier Antworten und 20 Items darstellt, angefertigt. Dies ermöglicht mir die schnelle Überprüfung der Ergebnisse bzw. kann die Anzahl der Patienten die die unerwünschten Items angekreuzt haben, eruieren. Diese Abweichungen sind am wenigstens bei den Antworten „überhaupt nicht" bzw. „sehr" festzustellen.

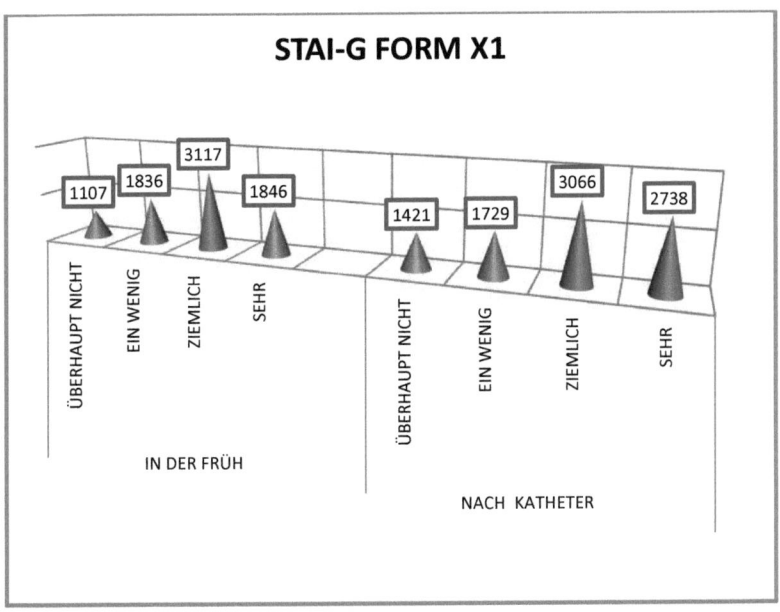

Abbildung 11. Pyramidale Darstellung der Ergebnisse

Bei der Antwort „überhaupt nicht" haben acht Patienten in der Früh, bzw. 6 Patienten nach dem Katheter „unerwünschten" Items ausgewählt. Es bedeutet eine prozentuelle Abweichung von 4,30% in der Früh, bzw. 3,23% nach dem Katheter, was einer niedrigen *Verfälschung* entspricht.

Die Antwort „sehr" fällt sogar noch besser aus, da zwei Patienten in der Früh, bzw. vier Patienten nach dem Katheter „falsche" Items angekreuzt haben. Es bedeutet, dass die prozentuelle Abweichung 1,07% in der Früh und 2,15% nach dem Katheter beträgt. Das entspricht eindeutig der niedrigen prozentuellen Verfälschung, sodass dies keinen relevanten Einfluss auf die Signifikanz der Ergebnisse der Antworten „überhaupt nicht" und „sehr" hat.

Die Situation bei den *Stanine* Werten geht in eine andere Richtung, weil sie mit hoher prozentueller Verfälschung gekennzeichnet sind. Bei der Antwort „ein wenig" kreuzen

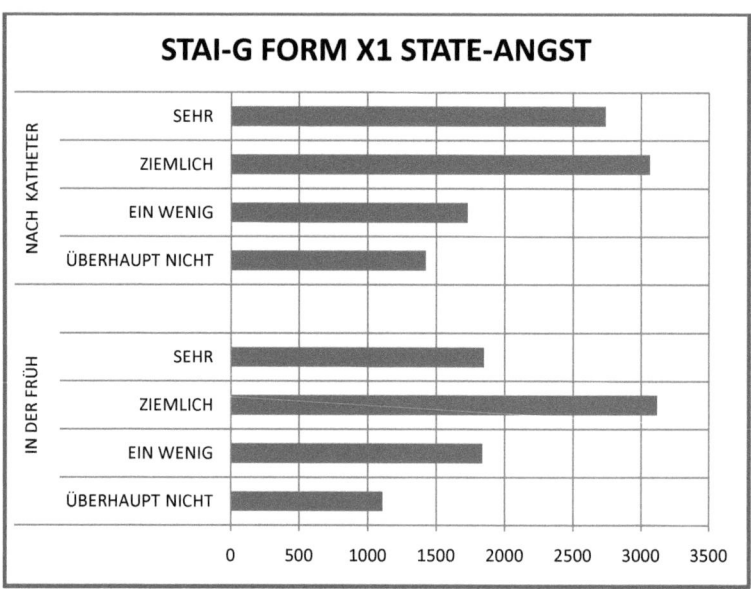

Abbildung 12. Anzahl der Punkte der State Fragebogen in graphischer Darstellung

in der Früh 23 Patienten „falsche" Items an bzw. 28 Patienten nach dem Katheter. Es bedeutet eine hohe prozentuelle *Verfälschung* von 12,37% in der Früh, bzw. sogar 15,05% nach dem Katheter. Diese Werte sind signifikant und stellen die ganze Studie im *Stanine*-Bereich in Frage.

An dieser Stelle ist es notwendig, noch einmal zu hinterfragen, ob zusätzliche Pflegeinterventionen wirkungsvoll sind? Im „extremen" Bereich lautet die Antwort auf Items ja, im mittleren Bereich nein. Es gibt eine Reihe anderer Faktoren, die die Objektivität dieser Studie beeinflussen, wie z.B. Alter der Patienten, Vorerkrankungen, Anzahl der Vorinterventionen, Geschlecht, Bildungsniveau, soziale und familiäre Situation, Beruf, Multimorbidität, religiöse Einstellung usw. Es ist nahezu unmöglich alles zu berücksichtigen, jedoch entspricht mein *Sample* den allgemeinen Charakteren der Studienpatienten. Ich hatte nämlich keine „Ausreißer" bezüglich oben genannter Faktoren gemerkt. Die Patienten, die aus kognitiven, intellektuellen, religiösen oder sprachlichen Gründen nicht entsprochen haben, habe ich ohnehin in meine Studie nicht einbezogen.

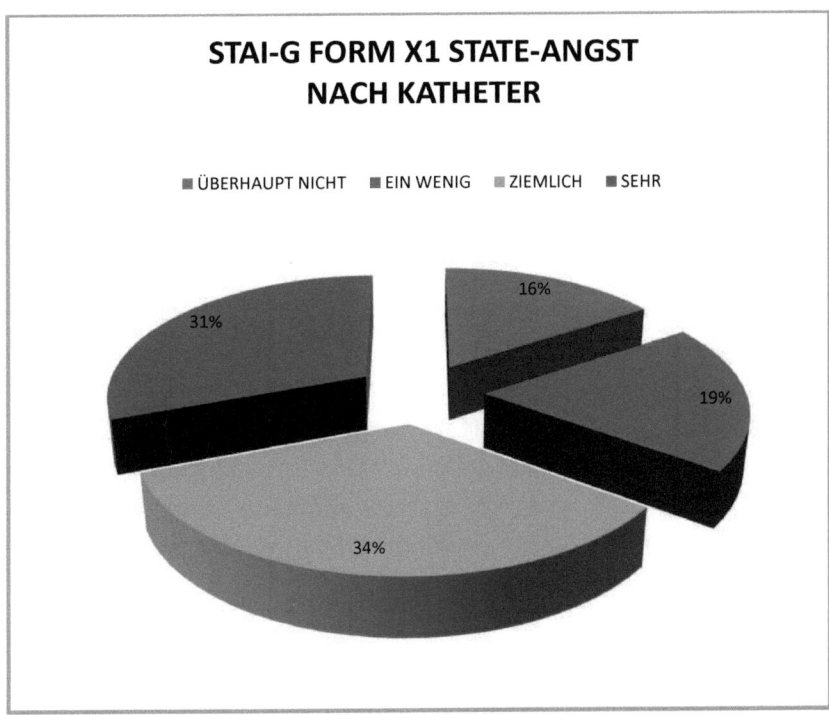

Abbildung 13. Kuchenförmige Darstellung des State Fragebogens nach dem Katheter

Mein Forschungsansatz bezog sich auf vier mögliche Antworten bei 20 Items. Somit habe ich immer vier Kategorien analysiert und erforscht, was natürlich einfacher und schneller ist, als 20 Kategorien zu erforschen. Jedoch ist es notwendig zu erwähnen, dass ein anderer Forschungsansatz genauer und signifikanter wäre, jedoch mit dem Nachteil der Komplexität und des großen Aufwands. Bei jedem einzelnen Item gibt es erwünschte Antworten im Idealfall, bzw. als *Stanine* Wert. Da ich 20 Items habe, bedeutet dies auch 20 vergleichbare Kategorien bei 186 Patienten. Im Konkreten, bei dem Item „ich bin ruhig" wünsche ich mir Antwort „sehr", bzw. „ziemlich", sodass dies 4 bzw. 3 Punkte mit sich bringt. Es bedeutet 186 Mal Punktezusammenzählung des Items „ich bin ruhig". Diese Zusammenzählung ist „in der Früh" und „nach dem Katheter" vorzunehmen. Danach durch den einfachen Vergleich über die Anzahl der Punkte in der Früh und nach dem Katheter stellt man fest, ob das Ergebnis signifikant ist. Wenn ich nach dem Katheter 700 Punkte erreiche, obwohl ich in der Früh ca. 600 Punkte hatte, dann haben die zusätzlichen unüblichen Pflegeinterventionen signifikant geholfen, um die Patientenangst zu mindern. In diesem Fall ist bei dem Item „ich bin ruhig" 100% Wert die erwünschte Anzahl an Punkten von 744, nämlich 186 Probanden Mal 4 Punkte. Wenn ich 700 Punkte erreiche, bedeutet es 94,09%, bei 600 Punkten sind es 80,65%. Es gibt eine Differenz von 13,44%, sodass schon hier ein signifikanter Wert erreicht wird.

Die Situation bei dem Item „ich fühle mich angespannt" hat einen entgegengesetzten Forschungsansatz. In diesem Fall wünsche ich mir „überhaupt nicht", bzw. „ein wenig" als Antwort. Diese Items bringen jeweils 1 bzw. 2 Punkte, also, je weniger Punkte, desto besseres Ergebnis. Im Idealfall sind das bei 186 Patienten Mal 1 Punkt, 186 Punkte, sodass dies als 100% zu verstehen ist. Wenn ich nach dem gleichen Schema Punkte pro Patient ausrechne, dann bedeutet der positiv erwünschte Wert weniger Prozente, als bei der Komplikationsrate. Ist die Komplikationsrate prozentuell niedriger, dann ist das Ergebnis umso besser.

Ich werde bei dem Item „ich fühle mich angespannt", wahrscheinlich immer mehr Punkte haben, als erwünscht. Es bedeutet, dass bei den 200 Punkten der prozentuelle Wert 107,53% ausmacht, nämlich 200 dividiert durch 186. Wenn ich z.B. „in der Früh" 250 Punkte erreiche, dann ist dieser Wert 134,41%. Die Differenz beträgt 26,88%, somit ist der Wert der vorgeschlagenen Pflegeinterventionen signifikant positiver, wenn ich z.B. „nach dem Katheter" 200 Punkte erreicht habe. Dann ist, wie bei der Komplikationsrate, der prozentuelle Wert deutlich niedriger nach dem Katheter, was natürlich erwünscht und erhofft wurde.

Diese Forschungsmethode zeichnet sich durch relative Komplexität und den hohen Aufwand aus, sodass ich sie nicht angewendet habe. Auch die graphische Darstellung der Ergebnisse bei 20 Kategorien wäre relativ unübersichtlich und kompliziert.

An diese Stelle ist es notwendig zu erwähnen, dass es noch eine Sichtweise gibt, die natürlich zu berücksichtigen ist. Angenommen, die Patienten füllen den *State* Fragebogen „in der Früh" ganz normal aus, dann werden sie interveniert, ohne dass man die vorgeschlagenen zusätzlichen Pflegeinterventionen angewendet hat. Der Patient füllt nach dem Katheter wieder den *State* Fragebogen aus und die Ergebnisse sind signifikant besser, weil die Untersuchung vorbei ist, die Intervention hat er hinter sich, usw.

Dies habe ich Anhand einer Kontrollgruppe überprüfen müssen. Dabei haben meine Kolleginnen DGKS Barucic und DGKS Atinuke-Williams 39 Patienten „in der Früh" und „nach dem Katheter" *State* Fragebogen ausfüllen lassen. Bei der Auswertung habe ich bei Idealantworten eine Besserung von 3,87%, bzw. 4,54% feststellen können. *Verfälschung* hatte ich jedoch keine, sondern eine Verbesserung der *Stanine* Werte um 3,6%, bzw. um 8,85%.

Jedoch liegen diese Ergebnisse zumeist deutlich unter der 10% Prozent Marke und erheben somit keinen Anspruch auf Signifikanz. Im Allgemeinen ist evident, dass trotz gewisser *Verfälschung* der *Stanine* Werte, unübliche zusätzliche Pflegeinterventionen auf jeden Fall die Patientenangst erheblich, bzw. signifikant mindern können. Daher sind diese Pflegeinterventionen für die Praxis im Herzkatheterlabor sehr empfehlenswert.

## 5. SCHLUSSFOLGERUNGEN

Die Patienten im Herzkatheterlabor werden von dem Pflegepersonal durch das standardisierte Protokoll und übliche standardisierte Pflegemaßnahmen behandelt. In der STAI-Studie geht es darum, durch zusätzliche Pflegemaßnahmen die Angst der Patienten vor dem Herzkatheter zu mindern. Es bedeutet, dass das Pflegepersonal neben den üblichen standardisierten Tätigkeiten noch weitere zusätzliche Tätigkeiten bzw. Maßnahmen setzen muss. Das Ergebnis ist eine gesteigerte Arbeitsbelastung, die sich in der Praxis relativiert und sich wissenschaftlich durch quantitative Messung sich erfassen lässt. Diese Relativierung der Arbeitsbelastung durch zusätzliche und unübliche Pflegemaßnahmen ist nunmehr durch Erfahrungswerte erklärbar. Es stimmt, dass man vorerst mehr Arbeit hat, wenn man diese zusätzlichen und unüblichen Pflegemaßnahmen setzen muss, um die Patientenangst zu mindern, jedoch führt dies oft dazu, in fortgeschrittener Behandlungszeit weniger Arbeit zu haben, weil sich die Patienten einfach weniger fürchten. Im Klartext, wenn man wenig oder nichts tut, um den Patienten die Angst zu nehmen, dann hat man oft während der Intervention sehr viel Aufwand, um die gesteigerte Spannung und Angst der Patienten in erträglichem Ausmaß zu halten. Es kommt vor, dass einige Patienten ihren Angstpegel so steigern, dass man die Behandlung unterbrechen muss. Somit können diese zusätzlichen und unüblichen Pflegemaßnahmen, in Summe weniger Arbeitsbelastung für das Herzkatheterpflegepersonal bedeuten.

Auf den ersten Blick wird der Anschein erweckt, dass das Herzkatheterpflegepersonal über sich einen wachsenden Druck ergehen lassen muss. In der neuesten österreichischen Untersuchung wurde bestätigt, dass der wachsende Druck auf die Beschäftigten im Gesundheitswesen und der Personalmangel für sehr hohe Burn-out-Raten verantwortlich seien.[28] Da wir durchgehend Pflegepersonalmangel im Herzkatheterlabor bzw. hohe Fluktuationsrate haben, möchte ich an dieser Stelle keine zusätzlichen Pflegeinterventionen vorschlagen, die meine Kolleginnen als noch mehr Arbeitsbelastung und Druck empfinden würden.

---

[28] Zeitschrift *Clinicum*, Gesundheitspersonal brennt aus, S. 8

## 5.1. Bedeutung für die klinische Praxis und Möglichkeit dauerhafter Implementierung im pflegerischen Handeln

Es muss plausibel und einleuchtend sein, dass dies vor allem im Interesse der Patienten ist (Mensch – Patient im Mittelpunkt), und wenn sie sich weniger vor dem Katheter fürchten, dann hat das Pflegepersonal in Summe weniger Arbeit und weniger Druck. Unter welchem Druck und welcher Belastung müssen alle Beteiligten im Herzkatheterlabor (Arzt, Pflegeperson, Radiotechnologin) arbeiten wenn der Patient „herumtobt"??!

Daher ist es dringend notwendig, sich mit dem Thema Patientenangst auseinanderzusetzen. Erste und letzte Ansprechpartner während des gesamten Aufenthalts der Patienten im Krankenhaus sind Pflegepersonen. Die Pflege ist der wichtigste Faktor beim Auffangen der Patientenangst. Es muss allen aber bewusst sein, dass diese Angst nicht medikamentös mit ein paar Tropfen PSP abzutun ist. Psychopax hilft zweifellos, ist jedoch auf Dauer unzureichend. Aus Sicht des Herzkatheterpflegepersonals, beginnt das Auffangen der Patientenangst schon im stationären Bereich, in dem man eine Pflegevisite durchführt. Dabei ist es notwendig, die Patientenangst als Pflegediagnose zu sehen, damit dies quasi als Pflegeproblem gelöst wird. Daher sollen Pflegepersonen ein aktuelles Buch über Pflegediagnosen griffbereit halten, in dem sie schnell nachschlagen können. (COLLIER, 1998)

Die Pflegepersonen treten in Kontakt mit dem Patienten und verschaffen sich einen ersten Eindruck über deren Angst. In einer kurzen Pflegedokumentation ist diese Angst nach eigenem Ermessen auf einer Skala von 1 – 10 zu dokumentieren (siehe Anhang 4). In dieser Dokumentation sind Pflegestandards beinhaltet, die möglicherweise die Sensibilität der Pflegepersonen für die aktuellen Pflegeinhalte und Tätigkeiten erhöht. Das wiederum kann die Zusammenarbeit und Gruppendynamik verbessern. (KOZON, 2000)

Während der gesamten Behandlung sollen die Pflegepersonen den Patienten ausführlich informieren. Diese Informationen müssen aber verständlich, einfach und zielgerichtet sein. Ein Patient, der sehr gut aufgeklärt und informiert ist, bzw. ganz genau weiß, was auf ihn zukommt, wird sich wahrscheinlich weniger fürchten. Diese ausführliche Aufklärung ist sowohl vor der Intervention, als auch während und nach der Intervention durchzuführen.

Auf die meisten Patienten wirkt Musik beruhigend, bzw. ablenkend. Falls die Musik als unangenehm empfunden wird, kann sie abgedreht werden. Einige CDs die verschiedene Musikrichtungen beinhalten, sollen in allen 4 Herzkatheter Räumen griffbereit zur Verfügung stehen.

Vor allem ist von Vorteil, wenn man im Warteraum vor dem Labor den Patienten beruhigend zuredet. Aus Zeit- und Personalmangel werden nicht selten Patienten alleine im Warteraum gelassen. Besonders zu diesem Zeitpunkt schnellt der Angstpegel in die Höhe, weil es jeden Moment „losgehen" soll. Wenn aber niemand als Beistand da ist, bzw. von niemandem zugeredet wird, dann verstärkt sich diese Angst. Hier stellt sich die Frage, ob man dafür nötige Ressourcen hat, bzw. ob die Radiotechnologinnen diese Aufgabe übernehmen können.

Die Krankenpflege ist ohne Beziehung nicht vorstellbar. Eine Beziehung mit dem Patienten entsteht schon bei der Pflegevisite. Wie sich diese Beziehung entwickelt und wie sie gestaltet wird, hängt von der Pflegenden und den Patienten ab. (MAYER, 2000) Die vorgeschlagenen, zusätzlichen und unüblichen Pflegeinterventionen basieren auf einer Beziehung zwischen Pflegenden und Patienten, die durch starke gegenseitige Wahrnehmung geprägt ist. (MAYER, 2000) Die Wahrnehmung der Patienten über Kälte die im Labor herrscht, ist allgegenwärtig. Diese Kälte verhindert die zu starke Erhitzung der Röntgengeräte. Wenn sich ein Patient fürchtet und zusätzlich noch die Kälte wahrnimmt, dann wird seine Angst nur noch verstärkt. Das Wärmen des Patienten ist hier *lege artis* der Behandlung. Eine warme Decke ist unumgänglich, wenn man die Angst der Patienten mindern will.

Da der Behandlungstisch schmal und hart ist, der Patient aber am Rücken liegen muss, ist es für die Patienten in den meisten Fällen sehr unangenehm. In diesem Fall können Knierollen Abhilfe schaffen, die von den meisten Patienten sehr gerne angenommen werden. Falls es während der Intervention zu kalten oder warmen Schweißausbrüchen kommt, dann sollen die Pflegepersonen auch feuchte Tücher auf die Stirn der Patienten legen.

Das Herzkatheterpersonal orientiert sich nicht nur an medizinischen Befunden, sondern auch am Befinden des Patienten, um seine Bedürfnisse und Probleme zu erfassen. (KÜHNE – PONESCH, 2002) Es bedeutet, dass man sich vorstellen muss, welches Befinden Patienten haben, die sich einer mehrstündigen Intervention unterziehen. Da man selten den Harndrang steuern kann, ist eine Harnflasche in diesem Fall wenig hilfreich. Bei Frauen ist die Lage noch unangenehmer, wenn sie während der Intervention die Schüssel verlangen müssen. Viele Patienten versuchen den Harndrang zu unterdrücken, was die Angst zusätzlich verstärkt. Daher sollen Pflegepersonen, besonders vor längeren Interventionen, dem Patienten einen Harnkatheter anlegen. Armstützen, die z.B. mit Handtüchern weicher gemacht werden, haben sich allerdings auch bewährt.

Durch diese kurzen Ausschnitte ist evident, dass zusätzliche Pflegeinterventionen für die klinische Praxis von größter Bedeutung sind. Eine Auseinandersetzung mit der Patientenangst im Herzkatheterlabor ist unvermeidlich. Das Auffangen dieser Angst können die Pflegepersonen am besten bewerkstelligen. Am Anfang scheint es einen erhöht Arbeitsaufwand zu bedeuten, langfristig gesehen, kann man diesen Aufwand jedoch besser optimieren und eine *win-win* Situation erzeugen. In der klinischen Praxis können davon sowohl Patienten als auch Pflegepersonen profitieren.

Die Möglichkeit einer dauerhaften Implementierung im pflegerischen Handeln ist ohnehin gegeben: notwendige Materialien, Infrastruktur und besseres Zeitmanagement liegen auf der Hand. Es liegt am Herzkatheterpflegepersonal dies als Chance zu sehen und schließlich als Chance zu nutzen.

# 6. LITERATURVERZEICHNIS

Allmer, F. & Stefan, H. (2000). Praxis der Pflegediagnosen. 2. Auflage. Wien: Springer

Autenrieth, G. (2000). Invasive Diagnostik in der Kardiologie. Wien: Boehringer Mannheim

Bankier, B. Major depressive disorder with anger attacks and cardiovascular risk factors. [Online 2.1.2008]
http//:www.ncbi.nlm.nih.gov/pubmed/17645202?ordinalpos=1&itool=EntrezSystem2

Bankier, B. et al. Panic disorder and cigarette smoking behavior. [Online 2.1.2008]
http//:www.ncbi.nlm.nih.gov/pubmed/9924875?ordinalpos=15&itool=EntrezSystem2

Bankier, B. et al. The High Prevalence of Multiple Psychiatric Disorders in Stable Outpatients With Coronary Heart Disease. [Journal]. PM 66 (2004). 645 – 650

Burns, N. & Grove, S.K. (2005). Pflegeforschung verstehen und anwenden. München: Urban & Fischer Verlag

Classen, M. & Diehl, V. & Kochsiek, K. (2004). Innere Medizin. 5. Auflage. München: Urban & Fischer Verlag

Collier, I.C. & McCash, K.E. & Bartram, J.M. (1998). Arbeitsbuch Pflegediagnosen. Wiesbaden: Ullstein Medical

Denollet, J. et al. Social inhibition modulates the effect of negative emotions on cardiac prognosis following percutaneous coronary intervention in the drug – eluting stent era. [Journal]. EHJ 27 (2006). 171 – 177

Di Benedetto, M. et al. The role of coping, anxiety, and stress in depression post acute coronary syndrome. [Online 2.1.2008]
http//:www.ncbi.nlm.nih.gov/pubmed/17620210?ordinalpos=42&itool=EntrezSystem

Dittrich, F. (1995). Berufskunde. 5. Auflage. Wien: Facultas

Dorffner, G. (2001). "...ein edler und hoher Beruf". Strasshof: Vier-Viertel-Verlag

Ennker, J. & Bauer, K. (2000). Herzkranzgefässe. Ein Patientenratgeber. Darmstadt: Steinkopff Verlag

Faller, A. (1999). Der Körper des Menschen. Einführung in Bau und Funktion. 13. Auflage. Stuttgart: Thieme

Frischenschlager, O. (Hrsg.).(2002). Medizinische Psychologie. 7. Auflage. Wien: Facultas

Haus, E. & Gross, S. & Grimminger, H.V. (1999). Innere Medizin. 5. Auflage. Völkingen: Verlag Haus & Gross

Herbst, S. et al. Lifetime major depression is associated with coronary heart disease in older adults: results from the National Epidemiologic Survey on Alcohol and Related Conditions. [Online 12.12.2007] http//:www.ncbi.nlm.nih.gov/pubmed/17942842?ordinalpos=13&itool=EntrezSystem

Hochrein, H. (1988). Checkliste Kardiologie. Untersuchungstechniken. Krankheitsbilder – Therapie. Stuttgart: Thieme

Körtner, U.H.J. (2004). Grundkurs Pflegeethik. 1. Auflage. Wien: Facultas

Kozon, V. & Fortner, N. (Hrsg.).(2000). Gegenwart und Perspektiven der Pflege. Wien: ÖGVP

Krucoff, MD. et al. Integrative noetic therapies as adjuncts to percutaneous intervention during unstable coronary syndromes: Monitoring and Actualization of Noetic Training (MANTRA) feasibility pilot. [Online 10.11.2007]. American Heart Journal 142, 5 (2001). http//:www.pubmed.com

Kühne – Ponesch, S. (Hrsg.).(2002). Pflegeforschung aus der Praxis für die Praxis. Angewandte Forschung in Praxis, Lehre und Management. Wien: Facultas

Lazanovski, C. & Jordan, J. (2003). Psychosoziale Aspekte der Herzkatheteruntersuchung. Koronarangiographie und – angioplastie (PTCA). Frankfurt/Main: VAS

Maurer, A. & Schebesta, W. (1997). Qualitätsmanagement im Krankenhaus. Wien: Verlag Orac

Mayer, H. (Hrsg.).(2000). Pflegeforschung aus der Praxis für die Praxis. Qualitative Forschungsarbeiten aus dem Berufsfeld Pflege. Wien: Facultas

Pedersen S.S. et al. Anxiety enhances the detrimental effect of depressive symptoms on health status following percutaneous coronary intervention. [Journal]. JoPSR 61 (2006). 783 – 789.

Klein, G. & Weissauer, W. www.diomed.de. [Online 14.05.2010]

Rafanelli, C. et al. Psychological factors affecting cardiologic conditions. [Online 18.12.2007]
http//:www.ncbi.nlm.nih.gov/pubmed/17684321?ordinalpos=36&itool=EntrezSystem

Rothenbacher, D. et al. Symptoms of anxiety and depression in patients with stable coronary heart disease: prognostic value and consideration of pathogenetic links. [Journal] EJoCVPaR Vol 14 No 4 (2007). 547 – 554

Thurston R.C. & Kubzansky, L.D. Multiple sources of psychosocial disadvantage and risk of coronary heart disease. [Online 12.12.2007]
http//:www.ncbi.nlm.nih.gov/pubmed/17942839?ordinalpos=14&itool=EntrezSystem

Weyers, P. et al. Presence of depression and anxiety before and after coronary artery bypass graft surgery and their relationship to age. [Online 27.11.2007]
http//:www.pubmed.com

## 7. Anhang 1: Einwilligung der Ethikkommission

# ETHIK-KOMMISSION
## DER MEDIZINISCHEN UNIVERSITÄT WIEN
## UND DES
## ALLGEMEINEN KRANKENHAUSES DER STADT WIEN (AKH)

Borschkegasse 8B/6 – A-1090 Wien, Austria
Tel: 0043 1 404 00 – 2147, 2244 & Fax: 0043 1 404 00 – 1690
**E-Mail:ethik-kom@meduniwien.ac.at**
**www.meduniwien.ac.at/ethik**

### Sitzung der Ethik-Kommission am 3. Juni 2008, TOP 57:

**EK Nr.:246/2008**
**Antragsteller:** Univ.Prof.Dr. Irene Lang, DGKP Emin Dzakic
**Einreichende Institution:** Univ. Klin.f. Innere Medizin II, Klin. Abt.f. Kardiologie
**Projekttitel:** die Rolle des Herzkatheterpflegepersonals für die Anxiolyse der patienten vor perkutanen vaskulären Eingriffen

Die Stellungnahme der Ethik-Kommission erfolgt aufgrund folgender eingereichter Unterlagen:

| Dokument | Version/Nr. | Datiert |
|---|---|---|
| Originalprotokoll: | 2 | 2008-05-06/2008-06-30 |
| Patienteninfo./Einverständniserklrg.: | 2 | 2008-05-06/2008-06-30 |

**Die Kommission fasst folgenden Beschluss** (mit X markiert):

☐ Es besteht kein Einwand gegen die Durchführung der Studie.

☐ Die unten bezeichneten Punkte des Antrages sind entweder noch unerledigt bzw sollten von den Antragstellern geändert/nachgereicht werden. Nach entsprechender Vorlage/Erledigung kann auch vor der nächsten Ethik-Kommissionssitzung ein endgültig positiver Beschluss ausgefertigt werden. Der Antrag wird in der nächsten Sitzung der Kommission nicht mehr behandelt.
Achtung: Werden die geforderten Unterlagen von den Antragstellern nicht innerhalb von 3 Sitzungsperioden (ab Datum dieser Sitzung) nachgereicht, gilt der Antrag ohne weitere Benachrichtigung als zurückgezogen und muss gegebenenfalls als Neuantrag eingereicht werden.

☐ Es bestehen Einwände gegen die Durchführung der Studie in der eingereichten Form. Die unten angeführten Punkte sollten von den Antragstellern entsprechend geändert und der Kommission neu vorgelegt werden. Der Antrag wird in der nächsten Sitzung der Kommission nochmals behandelt.
Achtung: Werden die geforderten Unterlagen von den Antragstellern nicht innerhalb von 3 Sitzungsperioden (ab Datum dieser Sitzung) nachgereicht, gilt der Antrag ohne weitere Benachrichtigung als zurückgezogen und muss gegebenenfalls als Neuantrag eingereicht werden.

☐ Der Antrag wird von der Ethik-Kommission abgelehnt.

☐ Der TOP wird bis zur nächsten Sitzung vertagt (Begründung siehe unten)

**Kommentare:**

Zum Prüfplan : **Die Ethik-Kommission regt an, die pflegerischen Interventionen, die erfasst werden sollen, vor Beginn der Studie genau zu definieren und in einem Fragebogen darzustellen.** Ebenso sollte die **Quantifizierung des Arbeitsaufwandes** dargestellt werden. Bzgl. der Zuteilung der Patienten zur Interventionsgruppe ist die Zuteilung zu einem fixen Herzkatheterplatz nicht vorteilhaft. Es sollte auch sichergestellt sein, dass die Interventionen von unterschiedlichen Personen durchgeführt werden, um eine Verallgemeinerung zu erlauben.
Die Ethik-Kommission empfiehlt eine entsprechende Beratung einzuholen.

Zur Patienteninformation : Unter „Zweck der klinischen Studie" sollte der erste Satz umformuliert werden, um die Angabe von „**großer Angst**" den Patienten nicht zu suggerieren. Insgesamt sollte in Bezug auf Angst die Information neutral formuliert sein. **Fremdworte** sind bei ihrem ersten Auftreten zu erklären bzw zu übersetzten. (Punkt 1: „Interventionen").
*Die Ethik-Kommission empfiehlt die Beachtung des Merkblattes zur sprachlichen Gestaltung der Patienteninformation (www.meduniwien.ac.at/ethik).*

**Die Ethik-Kommission ersucht die Antragsteller, bei der Wiedervorlage von geänderten Patienteninformationen Versionsbezeichnungen anzugeben und ein Exemplar mit hervorgehobenen Änderungen beizulegen.**

Zur Versicherungsbestätigung: **nicht erforderlich**

Andere:
**Nachtrag vom 18.Juli 2008:** Die Antragsteller legen am 16.07.08 überarbeitete Dokumente vor, die von der Ethik-Kommission akzeptiert werden.

**Die Ethik-Kommission geht – rechtlich unverbindlich – davon aus, dass es sich um keine klinische Prüfung gemäß AMG/MPG handelt.**

Mitgliederliste der Ethik-Kommission (aktueller Stand am Sitzungstag) beiliegend. Mitglieder der Ethik-Kommission, die für diesen Tagesordnungspunkt als befangen anzusehen waren und daher laut Geschäftsordnung an der Entscheidungsfindung/Abstimmung nicht teilgenommen haben: **Univ.Prof.Dr. Irene Lang, Univ.Prof.Dr. Manfred Zehetgruber, Univ.Prof.Dr. Gottfried HEINZ, Univ.Prof.Dr. Gerhard Kreiner**

Univ. Prof. Dr. Ernst Singer
Vorsitzender der Kommission

**ACHTUNG:** Unter Berücksichtigung der „ICH-Guideline for Good Clinical Practice" gilt dieser Beschluss **ein Jahr ab Datum der Ausstellung**. Gegebenenfalls hat der Antragsteller eine Verlängerung der Gültigkeit mittels Formular für „Meldungen" rechtzeitig vorzulegen.

**7.1. Anhang 2: Einwilligung der Teilnahme an der Studie**

Patienteninformation und Einwilligungserklärung zur Teilnahme an der klinischen medizinisch–pflegewissenschaftlichen Studie

## Die Rolle des Herzkatheterpflegepersonals für die Anxiolyse der Patienten vor perkutanen vaskulären Eingriffen

Sehr geehrte Teilnehmerin, sehr geehrter Teilnehmer!

Wir laden Sie ein, an der oben genannten Studie teilzunehmen. Die Aufklärung darüber erfolgt in einem ausführlichen ärztlichen und pflegerischen Gespräch.

**Ihre Teilnahme erfolgt freiwillig. Sie können jederzeit ohne Angabe von Gründen aus der Studie ausscheiden. Die Ablehnung der Teilnahme oder ein vorzeitiges Ausscheiden aus dieser Studie hat keine nachteiligen Folgen für Ihre medizinische und pflegerische Betreuung.**

Die unverzichtbare Voraussetzung, um diese Studie durchführen zu können, ist Ihr Einverständnis. Bitte unterschreiben Sie nur:

- wenn Sie Art und Ablauf der klinischen Studie vollständig verstanden haben,
- wenn Sie bereit sind, der Teilnahme zuzustimmen und
- wenn Sie sich über Ihre Rechte als Teilnehmer an dieser klinischen Studie im Klaren sind.

**1. Was ist der Zweck der klinischen Studie?**

Die meisten Patienten haben Angst vor der Herzkatheteruntersuchung. Der Zweck dieser klinischen Studie ist es zu ermitteln, ob durch gezielte und gut vorbereitete pflegerische Maßnahmen die Angst der Patienten vor der Herzkatheteruntersuchung zu mindern oder gar zu nehmen sei.

**2. Wie läuft die klinische Studie ab?**

Diese Studie wird in allen vier Herzkatheterräumen durchgeführt mit einer Teilnahme von ungefähr 200 Personen. Ihre Teilnahme wird voraussichtlich 2 Tage dauern.

<u>Folgende Maßnahmen werden ausschließlich aus Studiengründen durchgeführt:</u>

- Ein Angstfragebogen mit kurzen Fragen ist bereits an Ihrer Aufnahmestation von Ihnen auszufüllen zur Ermittlung des IST–Zustandes. Die Fragen sind nur anzukreuzen und werden streng vertraulich ausgewertet.
- Nach erfolgreicher Behandlung ist der gleiche Angstfragebogen noch einmal auszufüllen.

- Im Herzkatheterraum wird je nach Geschmacksrichtung und Wunsch des Patienten die Musik angelassen. (Es ist anzunehmen, dass die Musik eine beruhigende und ablenkende Wirkung hat, und somit Angst mindern kann.)
- Es wird dem Patienten jeder Schritt genau und ausführlich erklärt.
- Der Patient wird mit zusätzlichen Tüchern und Decken aufgewärmt.
- Pflegevisite auf der Station am Vortag der Untersuchung.
- Optimierung des zeitlichen Ablaufs von der Ankunft des Patienten zur Durchführung der Untersuchung.

Worin liegt der Nutzen einer Teilnahme an der klinischen Studie?

Es ist zu erwarten, dass Sie aus Ihrer Teilnahme an dieser klinischen Studie gesundheitlichen Nutzen ziehen werden. Außerdem können Sie wesentlich dazu beitragen, einen Erkenntnisgewinn für spätere Patienten zu erzeugen.

Wenn Ihnen unsere Maßnahmen geholfen haben, weniger Angst vor dem Herzkatheter zu haben, ist es anzunehmen, dass diese Maßnahmen späteren Patienten auch helfen können.

**4. Gibt es Risiken, Beschwerden und Begleiterscheinungen?**

Es gibt keine Risiken, Beschwerden und Begleiterscheinungen.

**5. Wann wird die klinische Studie vorzeitig beendet?**

Sie können jederzeit auch ohne Angabe von Gründen, Ihre Teilnahmebereitschaft widerrufen und aus der klinischen Studie ausscheiden, ohne dass Ihnen dadurch irgendwelche Nachteile für Ihre weitere medizinische Betreuung entstehen.

**6. In welcher Weise werden die im Rahmen dieser klinischen Studie gesammelten Daten verwendet?**

Nur die Prüferin, Diplomand und Fr. Dr. Winkler haben Zugang zu den vertraulichen Daten, in denen Sie namentlich genannt werden. Diese Personen unterliegen der Schweigepflicht. In etwaigen Veröffentlichungen der Daten dieser klinischen Studie werden Sie nicht namentlich genannt.

**7. Entstehen für die Teilnehmer Kosten? Gibt es einen Kostenersatz oder eine Vergütung?**

Durch Ihre Teilnahme an dieser klinischen Studie entstehen für Sie keine Kosten, jedoch gibt es weder einen Kostenersatz noch eine Vergütung.

**8. Möglichkeit zur Diskussion weiterer Fragen**

Für weitere Fragen im Zusammenhang mit dieser klinischen Studie stehen Ihnen Ihre Prüferin, Fr. Dr. Winkler und Diplomand DGKP Dzakic gern zur Verfügung. Auch Fragen, die Ihre Rechte als Patient und Teilnehmer an dieser klinischen Studie betreffen, werden Ihnen gerne beantwortet.

Name der Kontaktperson 1: Dr. Susanne Winkler

Ständig erreichbar unter: (01) 40400/4621

Name der Kontaktperson 2: DGKP E. Dzakic, erreichbar von 0-24 Uhr unter: 0676/945 80 78

## 9. Einwilligungserklärung

Name des Patienten in Druckbuchstaben:
…………………………………………………..

Geb. Datum:………………………………………… Code:
………………………………..

Ich erkläre mich bereit, an der klinischen Studie „*Die Rolle des Herzkatheterpflegepersonals…*" teilzunehmen.

Ich bin von Frau Dr. Winkler ausführlich und verständlich über Zeitaufwand, mögliche Belastungen und Risiken, sowie über Wesen, Bedeutung und Tragweite der klinischen Studie und der sich für mich daraus ergebenden Anforderungen, aufgeklärt worden. Ich habe den Text dieser Patientenaufklärung und Einwilligungserklärung, die insgesamt drei Seiten umfasst, gelesen. Ich hatte ausreichend Zeit, mich zu entscheiden. Ich habe zurzeit keine weiteren Fragen mehr.

Ich werde den ärztlichen und pflegerischen Anordnungen Folge leisten, behalte mir jedoch das Recht vor, meine freiwillige Mitwirkung jederzeit zu beenden, ohne dass mir daraus Nachteile für meine weitere medizinische und pflegerische Betreuung entstehen.

Ich bin zugleich damit einverstanden, dass meine im Rahmen dieser klinischen Studie ermittelten Daten aufgezeichnet werden. Beim Umgang mit den Daten werden die Bestimmungen des Datenschutzgesetzes beachtet.

Eine Kopie dieser Patienteninformation und Einwilligungserklärung habe ich erhalten. Das Original verbleibt bei der Prüferin.

………………………………………………………..
(Datum und Unterschrift des Patienten)


………………………………………………………..
(Datum, Name und Unterschrift des verantwortlichen Arztes)

**7.2. Anhang 3: State und Trait Fragebogen**

# Fragebogen zur Selbstbeschreibung STAI-G Form X 1

Name _____  Mädchenname _____
Vorname _____  Geburtsdatum _____  Alter _____ Jahre
Beruf _____  Geschlecht m/w
Datum _____  Institution _____
Uhrzeit _____

**Anleitung:** Im folgenden Fragebogen finden Sie eine Reihe von Feststellungen, mit denen man sich selbst beschreiben kann. Bitte lesen Sie jede Feststellung durch und wählen Sie aus den vier Antworten diejenige aus, die angibt, wie Sie sich **jetzt**, d. h. **in diesem Moment,** fühlen. Kreuzen Sie bitte bei jeder Feststellung die Zahl unter der von Ihnen gewählten Antwort an.
Es gibt keine richtigen oder falschen Antworten. Überlegen Sie bitte nicht lange und denken Sie daran, diejenige Antwort auszuwählen, die Ihren **augenblicklichen** Gefühlszustand am besten beschreibt.

| | ÜBERHAUPT NICHT | EIN WENIG | ZIEMLICH | SEHR |
|---|---|---|---|---|
| 1. Ich bin ruhig | 1 | 2 | 3 | 4 |
| 2. Ich fühle mich geborgen | 1 | 2 | 3 | 4 |
| 3. Ich fühle mich angespannt | 1 | 2 | 3 | 4 |
| 4. Ich bin bekümmert | 1 | 2 | 3 | 4 |
| 5. Ich bin gelöst | 1 | 2 | 3 | 4 |
| 6. Ich bin aufgeregt | 1 | 2 | 3 | 4 |
| 7. Ich bin besorgt, daß etwas schiefgehen könnte | 1 | 2 | 3 | 4 |
| 8. Ich fühle mich ausgeruht | 1 | 2 | 3 | 4 |
| 9. Ich bin beunruhigt | 1 | 2 | 3 | 4 |
| 10. Ich fühle mich wohl | 1 | 2 | 3 | 4 |
| 11. Ich fühle mich selbstsicher | 1 | 2 | 3 | 4 |
| 12. Ich bin nervös | 1 | 2 | 3 | 4 |
| 13. Ich bin zappelig | 1 | 2 | 3 | 4 |
| 14. Ich bin verkrampft | 1 | 2 | 3 | 4 |
| 15. Ich bin entspannt | 1 | 2 | 3 | 4 |
| 16. Ich bin zufrieden | 1 | 2 | 3 | 4 |
| 17. Ich bin besorgt | 1 | 2 | 3 | 4 |
| 18. Ich bin überreizt | 1 | 2 | 3 | 4 |
| 19. Ich bin froh | 1 | 2 | 3 | 4 |
| 20. Ich bin vergnügt | 1 | 2 | 3 | 4 |

# Fragebogen zur Selbstbeschreibung

**STAI-G Form X 2**

Name _____  Mädchenname _____
Vorname _____  Geburtsdatum _____  Alter _____ Jahre
Beruf _____                                Geschlecht m/w
Datum _____  Institution _____
Uhrzeit _____

**Anleitung:** Im folgenden Fragebogen finden Sie eine Reihe von Feststellungen, mit denen man sich selbst beschreiben kann. Bitte lesen Sie jede Feststellung durch und wählen Sie aus den vier Antworten diejenige aus, die angibt, wie Sie sich **im allgemeinen** fühlen. Kreuzen Sie bitte bei jeder Feststellung die Zahl unter der von Ihnen gewählten Antwort an. Es gibt keine richtigen oder falschen Antworten. Überlegen Sie bitte nicht lange und denken Sie daran, diejenige Antwort auszuwählen, die am besten beschreibt, wie Sie sich im **allgemeinen** fühlen.

| | FAST NIE | MANCHMAL | OFT | FAST IMMER |
|---|---|---|---|---|
| 21. Ich bin vergnügt | 1 | 2 | 3 | 4 |
| 22. Ich werde schnell müde | 1 | 2 | 3 | 4 |
| 23. Mir ist zum Weinen zumute | 1 | 2 | 3 | 4 |
| 24. Ich glaube, mir geht es schlechter als anderen Leuten | 1 | 2 | 3 | 4 |
| 25. Ich verpasse günstige Gelegenheiten, weil ich mich nicht schnell genug entscheiden kann | 1 | 2 | 3 | 4 |
| 26. Ich fühle mich ausgeruht | 1 | 2 | 3 | 4 |
| 27. Ich bin ruhig und gelassen | 1 | 2 | 3 | 4 |
| 28. Ich glaube, daß mir meine Schwierigkeiten über den Kopf wachsen | 1 | 2 | 3 | 4 |
| 29. Ich mache mir zuviel Gedanken über unwichtige Dinge | 1 | 2 | 3 | 4 |
| 30. Ich bin glücklich | 1 | 2 | 3 | 4 |
| 31. Ich neige dazu, alles schwer zu nehmen | 1 | 2 | 3 | 4 |
| 32. Mir fehlt es an Selbstvertrauen | 1 | 2 | 3 | 4 |
| 33. Ich fühle mich geborgen | 1 | 2 | 3 | 4 |
| 34. Ich mache mir Sorgen über mögliches Mißgeschick | 1 | 2 | 3 | 4 |
| 35. Ich fühle mich niedergeschlagen | 1 | 2 | 3 | 4 |
| 36. Ich bin zufrieden | 1 | 2 | 3 | 4 |
| 37. Unwichtige Gedanken gehen mir durch den Kopf und bedrücken mich | 1 | 2 | 3 | 4 |
| 38. Enttäuschungen nehme ich so schwer, daß ich sie nicht vergessen kann | 1 | 2 | 3 | 4 |
| 39. Ich bin ausgeglichen | 1 | 2 | 3 | 4 |
| 40. Ich werde nervös und unruhig, wenn ich an meine derzeitigen Angelegenheiten denke | 1 | 2 | 3 | 4 |

## 7.3. Anhang 4: Pflegedokumentation

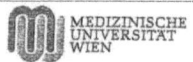  Klinische Abteilung für Kardiologie
Universitätsklinik für Innere Medizin II
A – 1090 Wien, Währinger Gürtel 18 – 20
DVR: 0000191
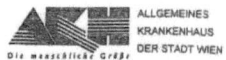

## Pflegedokumentation

**IM II-KARD-FM**

gültig ab: 28.05.2009     Version 01     Seite 1 von 2

Name:
(Etikette)

Datum: ..............................

STANDARDS:

| im eigenverantwortlichen Tätigkeitsbereich: | HZ | Pflegestandards | HZ |
|---|---|---|---|
| Infektion, hohes Risiko | | Angst ☐ Keine ☐ 1-3 ☐ 4-5 ☐ 6-8 ☐ 9-10 ☐ Panik | |
| Schmerz (akut) [Sehr] [Ziemlich] [Mittel] [Wenig] [Entfällt] STARK | | Mobilität beeinträchtigt (körperliche, an- und ausziehen, Lagerung) | |
| Kooperationsbereitschaft, fehlend (Noncompliance) | | Atemvorgang, ungenügend | |
| Rasur ☐ trocken ☐ naß ☐ re. Leiste ☐ li. Leiste ☐ Leiste bds. | | | |

| im mitverantwortlichen Tätigkeitsbereich: | HZ | Therapieunterstützende Standards | HZ |
|---|---|---|---|
| | | Assistenz bei: | |
| Lagerung im Herzkatheter | | Coronarangiographie | |
| Vorbereitung des Patienten zum HK | | Rechtsherzkatheter (re HK) | |
| Venenzugangsnachsorge (periphere und zentralvenöse Katheter) | | PTCA / Stent | |
| O₂-Sättigungsbestimmung | | IVUS (intravasculärer Ultraschall) | |
| Blutzuckerkontrolle | | Pressure wire | |
| Infusions-/Transfusionstherapie | | ASD/PFO/PDA | |
| Medikamentenverabreichung – p.o., s.c., i.m., i.v. | | Rotablator | |
| Wundverband bei liegender Schleuse | | Aorten/Mitralklappenvalvuloplastie Pulmonalvalvuloplastie | |
| Verschlusstechniken | | IABP (intraaortale Ballonpumpe) | |
| Druckverband | | Transseptale Untersuchung | |
| Setzen eines transurethralen Dauerkatheters (m/w) | | Extrakorporaler Schrittmacher (PM) | |
| Venenpunktion | | EPS (elektrophysiologische Stimulation) | |
| EKG | | Ablation | |
| ACT Bestimmung | | I.C. Cardioversion | |
| Thrombenabsaugung | | Myocardbiopsie | |

Univ. Klinik f. Innere Medizin II
Abteilung für Kardiologie
Tel.: (+43 1) 40 400 – 4621
Fax: (+43 1) 40 400 – 6284

Vienna General Hospital
Medical University of Vienna
Department of Internal Medicine II
Division of Cardiology

## Pflegedokumentation

gültig ab: 28.05.2009 — Version 01 — IM II-KARD-

☐ Akuter Eingriff ☐ Geplanter Eingriff - **Narkose**: ☐ allgemeine ☐ lokale ☐ keine

| | |
|---|---|
| 1. **Einwilligungserklärung:** ☐ ja -> welche Untersuchung: ☐ re HK ☐ li HK ☐ PCI ☐ EPS ☐ Abl | ☐ nein  Arzt informiert ☐ ja ☐ nein  ☐ „Revers" im HK unterschrieben |
| 2. **Labor:** (Kreatinin, Gerinnung) ☐ ja ☐ nein | |
| 3. **Blutgruppe:** ☐ ja ☐ nein | |
| 4. **Diabetes:** NIDDM ☐ ja ☐ nein; IDDM ☐ ja ☐ nein | |
| 5. **Zahnersatz:** ☐ kein ☐ OK - voll ☐ OK - teil ☐ UK - voll ☐ UK - teil | |
| 6. **Allergie:** ☐ ja ☐ nein; wenn ja, welche? ☐ Penicillin ☐ KM ☐ sonstiges............................ | |

### Medikation

| ⏰ | | HZ |
|---|---|---|
| | | |
| | | |
| | | |
| | | |
| | | |
| | | |
| | | |
| | | |
| | | |
| | | |
| | | |
| | | |
| | | |
| | | |
| | | |

**Schleusen:** ......F ☐ rechts........mal ........F ☐ links.....mal arteriell
........F ☐ rechts........mal ........F ☐ links.....mal venös

**Verschluss:**

☐ Starclose ☐ Perclose ☐ ProStar ☐ Angio-Seal ☐ FemoSeal ☐ ExoSeal ☐ Chito-Seal ☐ MPatcH

☐ Neptun Pad ☐ Closure Pad

### Anmerkungen

..............................................................................................................................
..............................................................................................................................
..............................................................................................................................
..............................................................................................................................
..............................................................................................................................
..............................................................................................................................
..............................................................................................................................

### Unterschriften/Handzeichen

Sterile Assistenz: DGKS/P.............................. Arzt:..................................

Beidienst: DGKS/P.............................. ..................................

### 7.4. Anhang 5: Zusammenfassung

# ZUSAMMENFASSUNG

Die Koronararterien versorgen den Herzmuskel mit Blut. Entsteht eine Engstelle (Koronarstenose) ist eine Koronarangiographie notwendig. Die perkutane Koronarintervention ist laut internationaler Behandlungsempfehlung die Standardtherapie des akuten Herzinfarkts.

PROBLEM UND FRAGESTELLUNG

Ich bin als DGKP und kardiologischer Assistent im Wiener AKH tätig und die erste Kontaktperson des Patienten beim Eintritt ins Katheterlabor, da das ärztliche Team in dieser Phase mit medizinischen Aspekten und Details ausgelastet ist. Herzkatheterpatienten, ob nicht ausreichend aufgeklärt oder sehr gut informiert, haben Ängste vor Entkleiden, Schmerz, Blut, Untersuchungsergebnisse, Reverse, Unbekannten (Kontrastmittel, Medikamente, Medizinjargon) und vor dem Tod. Da das Herz medizinisch bedeutsam und ein Symbol für Leben, Seele und zentraler Steuerung ist, sind Ängste, wenn „irgendjemand" mit „irgendwas" durch das Körperinnere dringt und am Herzen arbeitet verständlich. Das große Problem im HK ist, dass die meisten Patienten sehr viel Angst vor dem Herzkatheter haben. Das beeinflusst negativ ganzen Behandlungsablauf. Die Frage ist, ob Pflegepersonen durch die zusätzlichen unüblichen Pflegeinterventionen Patientenangst mindern, bzw. gar nehmen können.

METHODE UND STICHPROBE

Viele Patienten möchten daher an der Hand gehalten werden, während der Punktion der Leistenbeuge, was wiederum ein Stehen im Bereich der Röntgenstrahlung bedeutet und ein Bei-Dienst (Materialbesorgung oder Gasbestimmung) nicht ermöglicht, jedoch die Konfrontation mit dem Problem der Patientenangst beinhaltet. Daher auch mein Wunsch diese Arbeit abzufassen, um den Wert der Zuwendung zu bemessen. Dies beinhaltet zudem die Verabreichung von Beruhigungsmittel, welche unterstützend die Patientenangst drosseln, denn Angst als psychosoziale Variable stellt einen Prädiktor für den weiteren Krankheitsverlauf dar. Angewendete Forschungsmethode ist quantitativer Charakter, wobei insgesamt 186 Patienten durch einen Fragebogen befragt wurden. Diese Fragebogen stammt aus dem der validierten Instrument des STAI Inventars. 186 Patienten stellten Versuchsgruppe dar, die Kontrollgruppe von 39 Patienten erhielt keine besondere Zuwendung.

## ERGEBNISSE

Als Messinstrument dienen anerkannter Angstfragebögen die vom Stand der Pflegewissenschaft adaptiert wurden. Es hat sich im Bereich Extremantworten „überhaupt nicht" und „sehr" eine Signifikanz der Ergebnisse von 17%, bzw. 12% ergeben. Im Bereich der *Stanine* Werte kam es zu einer niedrigen Verfälschung von 4,30%, bzw. 3,23%. Diese Ergebnisse sind für die Praxis relevant weil die vorgeschlagenen unüblichen Pflegeinterventionen signifikant Angst der Patienten mindern können.

## DISKUSSION UND EMPFEHLUNGEN FÜR DIE PRAXIS

Die Forschungsfrage, ist, ob Pflegende durch gezielte, gut vorbereitete Pflegeinterventionen die Angst der Patienten mindern oder gar nehmen können. Eine weitere Forschungsfrage ist, ob eine verminderte oder abgewehrte Patientenangst hilft, die Arbeitsbelastung des Pflegepersonals zu reduzieren oder die Pflege im zu entlasten. Es sollen wenige Zusatztätigkeiten wie feuchten Tüchern, Knierollen, Armstützen, Musikhören, Wasser fließen lassen, etc. betätigt werden, oder Verabreichung von anxiolytischen Tropen und schmerzstillenden Infusionen angewendet. Ziele meiner Arbeit sind Beschreibung der Herzkatheteruntersuchung und der Situation im Herzkatheterlabor, der zeitlichen Abfolge der Ereignisse und Vergleich der Pflegegruppen mit Kontrollgruppen anhand des Fragebogens und der Pflegedokumentation. Es ist eine Detailanalyse der Pflegediagnose *Angst* notwendig, um mögliche Pflegeinterventionen zu gewinnen und das Analysieren des Aspektes des Pflegemodels des Selbstfürsorgedefizits nach D. Orem, welches im gesamten KAV angewendet wird - gibt es einen Pflegeprozess und wird er gelebt? (BURNS, 2005)

SCHLÜSSELWÖRTER: Pflegeinterventionen, Fragebogen, Angst, Knierollen, Harnkatheter, feuchte Tücher, beruhigendes Zureden, Pflegevisite, Armstützen, ausführliche Erklärung

**7.5. Anhang 6: Lebenslauf**

# CURRICULUM VITAE

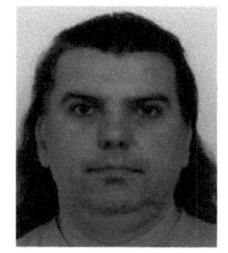

## Personendaten

| | |
|---|---|
| Name: | Emin Dzakic |
| Berufsbezeichnung: | DGKP |
| Geburtsdatum: | 16.02.1968 |
| Geburtsort: | Brcko, Bosnien |
| Staatsbürgerschaft: | Österreich |
| Zivilstand: | verheiratet mit Maria Yanez, drei Kinder |
| Dienstadresse: | AKH Wien, 9. Währinger Gürtel 18-20, Tel.: (+431) 40400 |

## Dienstverhältnis

| | |
|---|---|
| 2002 – 2010: | Diplomkrankenpfleger AKH Wien |

## Bildungsweg

| | |
|---|---|
| 2005 – 2010 | IDS Pflegewissenschaft, Uni Wien |
| 1999 – 2002 | Krankenpflegeschule am Kaiser-Franz-Josef-Spital |
| 1987 - 1992 | Studium der Verkehrswissenschaften, Zagreb |
| 1983 – 1987 | Gymnasium Mostar, Herzegowina |
| 1979 – 1983 | Hauptschule Orasje, Bosnien |
| 1975 – 1979 | Volksschule Orasje, Bosnien |

**Persönliche Kontaktdaten**

| | |
|---|---|
| **Telefon mobil:** | (+430) 676 945 80 78 |
| **Fax:** | (+431) 786 4 666 |
| **E – Mail:** | emin.dzakic@aon.at |
| | emin.dzakic@chello.at |

Ich versichere:

- dass ich die Diplomarbeit selbstständig verfasst, andere als die angegebenen Quellen und Hilfsmittel nicht benutzt und mich auch sonst keiner unerlaubten Hilfe bedient habe.

- dass ich dieses Diplomarbeitsthema bisher weder im In- noch im Ausland (einer Beurteilerin/ einem Beurteiler zur Begutachtung) in irgendeiner Form als Prüfungsarbeit vorgelegt habe.

- dass diese Arbeit mit der vom Begutachter beurteilten Arbeit übereinstimmt.

Datum                                                                                                  Unterschrift

---------------------------------------------                    ---------------------------------------------------